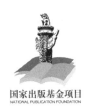

「十三五」国家重点图书出版规划项目

中医古籍名家 点评 丛书

总主编 ◎ 吴少祯

清·陆子贤 ◎ 撰

杨 进 ◎ 点评

陈 帆 ◎ 整理

六因条辨

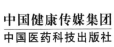

中国健康传媒集团

中国医药科技出版社

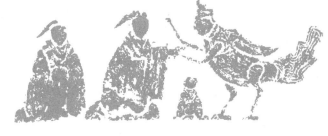

图书在版编目（CIP）数据

六因条辨（清）陆子贤撰；杨进点评 . —北京：中国医药科技出版社，2021.2
（中医古籍名家点评丛书）
ISBN 978 – 7 – 5214 – 2352 – 5

Ⅰ.①六…　Ⅱ.①陆…②杨…　Ⅲ.①《温病条辨》　Ⅳ.①R254.2

中国版本图书馆 CIP 数据核字（2021）第 031032 号

美术编辑　陈君杞
版式设计　南博文化

出版　**中国健康传媒集团** | 中国医药科技出版社
地址　北京市海淀区文慧园北路甲 22 号
邮编　100082
电话　发行：010 – 62227427　邮购：010 – 62236938
网址　www.cmstp.com
规格　710×1000mm $^1/_{16}$
印张　9 $^1/_4$
字数　141 千字
版次　2021 年 2 月第 1 版
印次　2021 年 2 月第 1 次印刷
印刷　三河市万龙印装有限公司
经销　全国各地新华书店
书号　ISBN 978 – 7 – 5214 – 2352 – 5
定价　**29.00 元**

获取新书信息、投稿、为图书纠错，请扫码联系我们。

出版者的话

中医药是中国优秀传统文化的重要组成部分之一。中医药古籍中蕴藏着历代名家的思维智慧与实践经验。温故而知新，熟读精研中医古籍是当代中医继承、创新的基石。新中国成立以来，中医界对古籍整理工作十分重视，因此在经典、重点中医古籍的校勘注释，常用、实用中医古籍的遴选、整理等方面，成果斐然。这些工作在帮助读者精选版本、校准文字、读懂原文方面发挥了良好的作用。

习总书记指示，要"切实把中医药这一祖先留给我们的宝贵财富继承好、发展好、利用好"，从而对弘扬中医药学、更进一步继承利用好中医药古籍提出了更高的要求。为此我们策划组织了《中医古籍名家点评丛书》，试图在前人整理工作的基础上，通过名家点评的方式，更进一步凸显中医古代要籍的学术精华，为现代中医药的发展提供借鉴。

本丛书遴选历代名医名著百余种，分批出版。所收医药书多为传世、实用，且在校勘整理方面已比较成熟的中医古籍。其中包括常用经典著作、历代各科名著，以及古今临证、案头常备的中医读物。本丛书致力于将现有相关的最新研究成果集于一体，使之具备版本精良、校勘细致、内容实用、点评精深的特点。

参与点评的学者，多为对所点评古籍研究有素的专家。他们学验俱丰，或精于临床，或文献功底深厚，均熟谙该古籍所涉学术领域的整体状况，又对其书内容精要揣摩日久，多有心得。本丛书的"点评"，并非单一的内容提要、词语注释、串讲阐发，而是抓住书中的主旨精论、蕴含深义、疑惑谬误之处，予以点拨评议，或考证比勘，溯源寻流。由于点评学者各有专擅，因此点评的形式风格也或有不同。但其共同之点是有益于读者掌握、鉴识所论医籍或名家的学术精华，领会临床运用关键点，解疑破惑，举一反三，启迪后人，不断创新。

我们对中医药古籍点评工作还在不断探索之中，本丛书可能会有诸多不足之处，亟盼中医各科专家及广大读者给予批评指正。

中国医药科技出版社

2017年8月

余序

作为毕生研读整理、编纂古今中医临床文献的一员，前不久，我有幸看到张同君编审和全国诸多相关教授专家们合作编撰《中医古籍名家点评丛书》的部分样稿。感到他们在总体设计、精选医籍、订正校注，特别是名家点评等方面卓有建树，并能将这些名著和近现代相关研究成果予以提示说明，使古籍的整理探索深研，呈现了崭新的面貌。我认为这部丛书不但能让读者系统、全面地传承优秀文化，而且有利于加强对丛书所选名著学验主旨的认识。

在我国优秀、靓丽的文化中，岐黄医学的软实力十分强劲。特别是名著中的学术经验，是体现"医道"最关键的文字表述。

《礼记·中庸》说："道也者，不可须臾离也。"清代徽州名儒程瑶田说："文存则道存，道存则教存。"这部丛书在很大程度上，使医道和医教获得较为集中的"文存"。丛书的多位编集者在精选名著的基础上，着重"点评"，让读者认识到中医药学是我国优秀传统文化中的瑰宝，有利于读者在系统、全面的传承中，予以创新、发展。

清代名医程芝田在《医约》中曾说："百艺之中，惟医最难。"特别是在一万多种古籍中选取精品，有一定难度。但清代造诣精深的名医尤在泾在《医学读书记》中告诫读者说："盖未有不师古而有济于今者，亦未有言之无文而能行之远者。"这套丛书的"师占济今"十分昭著。中国医药科技出版社重视此编的刊行，使读者如获宝璐，今将上述感言以为序。

中国中医科学院

余瀛鳌

2017年8月

目录 | Contents

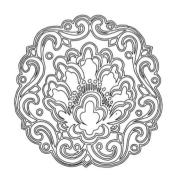

---

① 卷上：原作"上卷"，据正文改。后面"卷中""卷下"同改。

《六因条辨》是清末医家陆子贤（字廷珍，1644—1911）所著，约成书刊于1868年。

一、成书背景

陆氏为崇明县人，年少时即好读医书，本书豫庭序中称其"好古博学，上自《灵》《素》，下及百家，搜讨有年"，并在临床上积累了丰富的经验，尤其对外感温热病的理论和诊治有深入的研究。

全书采用类似《温病条辨》自条自辨的编写体例，所以书名为《六因条辨》。全书分为上、中、下三卷：上卷论春温、伤暑、中暑、中热等病，中卷论伏暑、秋燥、冬温、温毒等病，下卷论伤湿、伤风、风温、斑疹、斑痧疹瘰、阴症等病。共计12论、方症条辨171条。每卷首列总论，讨论病因、病证和治疗原则等，再列各病条辨，详论各病的病因及辨证用药。

二、主要学术思想

本书成书时温病学的证治体系已基本形成，清代温病四大家的学术理论和临床证治方法已经得到公认，所以陆氏基本上继承了叶天士、薛生白、吴鞠通、王孟英等温病学家的学术思想，因而本书对四时温病的病因病理、证治理论方面的论述，多根据叶、薛、吴、王等人之论。但又不是完全照搬前人的论述，而是在此基础上有所发展，特别在具体辨证用药上结合个人临床经验多有发挥，有其独到之处，更切临床应用，对现在临床也有重要的参考意义。陆氏认为温热病是感受外来六淫之邪而致，故以风、寒、暑、湿、燥、火六淫病因为纲，而名本书为《六因条辨》。书中分述各种外感温热病的证治，其中又以温、热、暑、湿四邪所引起的疾病为主。书中内容简明扼要、条理清楚、切合临床实用，所以是研究温病学的重要文献。

三、学习要点

由于本书的许多观点来自叶天士、薛生白、吴鞠通、王孟英等温病学家，所以应先学这些医家的著作，了解有关的理论和临床证治方法。也只有这样，我们在读本书时才可以知道哪些是前人论述，哪些是陆氏的发挥和自己的经验。

另外，本书虽然许多内容与叶、薛等前人所论相仿，但由于陆氏对某些疾病的概念与其他医家或现代的认识有所不同，如书中的伤暑、中暑、中热、伤湿等概念都有其独有的内涵，所以在学习时应注意区别。

王序 ◉

　　夫医之道难言哉！民生之体质不同，地土之气候攸殊，即人之致病也亦各有异。苟不神明乎阴阳表里之蕴，升降变化之原而出之，无当也。况时症诸门，关人性命尤速，其可率尔操觚①以误人乎！然欲求勿误人，则莫如求诸书，迩者医书林立，即时症一门，自仲圣而下，代有专书，不胜枚举。然于脉象病原用药加减，而分门别类，缕晰条陈，览之使人一目了然者盖鲜。吾崇道光年间，有陆子贤先生者，素精此道，潜心玩索，临症数十年，考古贤之方书，参今人之病情，深入显出，融会贯通，其所以济世救人者，功德盖不可胜量。因取平生阅见时症之名目，而总论之，条辨之，证以古说，附以己见，而颜之曰：《六因条辨》。总目分十有四，条辨则百有八十。其于脉象病原用药加减，或一症之先后传变，或药味之寒热温凉，靡不斟酌尽善，因时制宜，真所谓医书中之分门别类，缕晰条陈矣。是以本邑人士，奉于圭臬，传抄殆遍，不过未公诸天下同好耳。今岁丙午陆君绛堂先生亦精是道，与子贤先生有薪传之谊，谋欲付梓行世，以公诸

---

　　①　率尔操觚（gū 姑）：原形容文思敏捷，后指没有慎重考虑，轻率地写。率尔，不假思索。觚，方木，古人用它来书写。操觚，指作文。

同好，因携是书以嘱序丁予。予愧不敏，素未熟谙此道，无以仰赞高深。然绎堂先生忠厚士也，难于拂所请，故不揆梼昧①，略赘肤语，以辨诸简端云尔。

时光绪三十二年岁次丙午阳月中浣
同邑优廪生王祖曾撰于循善堂之双桂轩

---

① 不揆梼(kuí táo 葵陶)昧：自谦之辞。谓不自量，愚昧无知。

豫庭序 | ◉

　　尝观仲景《伤寒》《金匮》杂病，包蕴靡遗，良法大备。经王叔和编次之余，改头换面，茫乎无垠，学者何由以入。迨后英贤继起，如朱奉议、刘河间、张易州辈，皆各抒所见，自成一家言，然未知尽合仲景之旨否也。即有善者，犹耳目口鼻之各立门户，而不能兼赅。人第知通三才为儒，而不知不通三才尤不可为医。医也者，非上穷天纪，中极人才，下究地宜，岂能入岐伯之室，登仲景之堂乎！自缙绅先生以方术视医，而医道之陵夷久矣。且方书汗牛充栋，言之当，因济世之慈航，倘有差池，所以误天下苍生者，良非细故也。是非深得于心，而几经阅历，几番增损，奚敢笔之于书。吾友陆君子贤，好古博学，上自《灵》《素》，下及百家，搜讨有年。所著《六因条辨》，简而明，约而赅，大书以提其纲，分注以详其用。其中经络脏腑，营卫气血，并用药准绳，靡不由浅入深，曲尽其奥。学者诚能逐条细勘，潜心体认，将见大年广荫，实有裨于斯道。予故喜而为数言以辨诸简端，不识子贤以予言为有当否？

同治七年五月上浣世弟颍川豫庭氏其顺拜题

3

春温辨论

尝按：《内经》冬伤于寒，春必病温。又云：冬不藏精，春必病温。语虽二致，理实一贯，所重在藏精而已矣。盖冬主藏，肾亦主藏，人能体冬之藏阳而藏精，则人不自伤于寒，寒岂遽①伤乎人哉？故《四气调神篇》曰：逆冬气者，肾病，奉生者少；逆春气者，肝病，奉长者少；逆夏气者，心病，奉收者少；逆秋气者，肺病，奉藏者少。彼以春起论，而归本奉藏，可知奉时之藏以藏精，则四时生长收藏，于五脏各司一气，交相递运，无偏无胜，而顺一岁之气候也。若烦劳多欲之人，阳气疏泄，阴水先亏，时令之邪，易于凑袭，所谓至虚之处，便是容邪之处也。况春为岁首，冬为岁末，春之发生，赖冬之封藏。观夫阴在上，一阳在下，其时天气严寒，而井水反温。及诸阳在上，一阴在下，其时天气炎热，而井水反凉。是阴阳消长，天地阖辟之机也。人身一小天地，苟能顺天时而固密，则肾气内充，命门三焦之阳气，足以固腠理而护皮毛。虽当春令升泄之时，而我身之真气，内外弥沦，不随升令之泄而告匮，纵有寒邪，安能内侵？晋·王叔和云：寒毒藏于肌肤，至春而变为温，至夏而变为热。以致后人翻

---

① 遽（jù巨）：急，仓促。

驳，何不云："肾精不藏之人，至春易病温，至夏易病热"，便能深入理谭矣。即《内经》"冬伤于寒，春必病温"之句，注家咸谓：冬令闭藏，寒毒伏于肾中，病不即发，至春阳气大泄，内伏之寒邪，随升令而外达。后贤钱天来，已大非其说矣，谓：冬伤于寒者，乃冬伤寒水之脏，即冬不藏精之互词，何得以寒邪误解耶！夫寒为杀厉之气，中人即病，非比暑湿之邪，能伏处身中，况肾为生命之本，所关最大，安有寒邪内入，相安无事，直待春时始发之理。由此推之，显系温之为病，由肾精之不藏矣。盖肾既失藏，坎水先亏，少阳之少火，悉化为壮火，与春时之温气，互相交炽。然亦必因外感微寒，而能引动，故初起亦似伤寒之头痛身疼，发热恶寒，较诸伤寒，则传变尤速，而于幼稚者为甚。以体属纯阳，阳与阳合，其感尤易，甚而化斑化痘，为惊为厥者也。然此温字，又与瘟疫不同，瘟疫乃不正之戾气，四时皆有，而此温乃独发于春，故名春温。至于治法，总宜辛凉清解，预顾阴液，大忌辛温升散，鼓动风阳。苟能临证制宜，对症发药，庶不愧为司命矣。故不揣谫陋①，列为条辨，同道君子，知我罪我，其在斯乎！

【点评】本节论述春温形成的主要原因，明示肾不藏精之人易患温病，而否认冬寒化温之说。文中提出春温的治疗原则是"辛凉清解，预顾阴液"，其主要针对春温初起时的治则；若病邪已内传，则当主以寒凉清解；阴液已伤则当滋养阴液。

---

① 谫陋(jiǎn lòu 减漏)：浅陋。

春温条辨 三十条

春温条辨第一

春温初起，头痛身疼，无汗恶寒，发热目赤，口渴舌白，脉浮数，此温邪袭卫。宜用薄荷、大力、黄芩、杏仁、甘草、桑叶、连翘、葛根等味，凉辛解表也。

温邪初起，无异伤寒。仲景谓：口渴则为温症，不渴则为伤寒，是千古只眼也。盖伤寒必先太阳，而后阳明、少阳。以太阳经脉最长，由睛明穴，上额交巅络脑循项，挟脊抵腰入腘，行身之背，至足跟而终。故见证必恶寒发热，头痛项强，腰痛足酸。而阳明则在太阳之次，其经起于面，挟鼻上额，循目眶，行身之前，至足内踝而终。故见证必目痛鼻干，不得卧。而少阳则又在阳明之次，其经起于目锐眦，上头角，络耳中，循胸胁，行身之侧，至足外跟而终。故见证必胸胁痛而耳聋，寒热，呕而口苦。至传入三阴，始太阴，则口燥咽干，腹满便泻，以其经脉循腹绕嗌入口故也。继少阴，则咽痛舌干，身热下利，以其经脉入腹循喉咙，挟舌本故也。终厥阴，则舌卷囊缩，四肢逆冷，以其经脉循少腹，绕阴器。《伤寒例》中论之最详。若春温则木火炽乎中，微寒袭乎外，病起之时，憎寒壮热，虽与三阳伤寒相类，而口干舌燥则异。良由先感温邪，后再感寒，被引而发。故初起必头痛身疼，恶寒发热，与太阳伤寒似乎相同。虽宜表散，而目赤口渴，热自内蒸，必兼清凉。故用薄荷、大力、桑叶、葛根解表，黄芩、甘草、杏仁、连翘清里。无汗，加葱白、淡豉以助之；咳嗽，加枇杷叶以泄之。惟羌活为太阳表药，葛根为阳明表药，柴胡为少阳表药。今头痛身疼，不用羌活，而用葛根者，以阳明为太阳之次，邪既在表，先用葛根、薄荷、大力、桑叶协力透表，以断太阳入阳明之路也。不然，传入阳明，则或气或血，为疹为斑，变幻恐无已时焉。

【点评】本条论述春温温邪袭卫之证治。温邪犯于卫分，多为表热之证。治疗主以辛凉解表法，既有透表祛邪之品，如薄荷、牛蒡子、桑叶、葛根等，又有清宣肺气的杏仁和清泄里热的连翘、黄芩等味，其他配合之药多切临床实用。

春温条辨第二

春温汗出，微恶寒，头额痛，发热口渴，脉弦长，此温邪在气。宜用杏仁、薄荷、连翘、葛根、大力、蒌皮、黑栀、桑叶、枇杷叶等味，轻苦微辛，以清气分也。

凡温症，犹伤寒初起，亦先伤阳经，而后传变。然伤寒以六经见证为主，迨传变，而后更分营卫气血。温热则以营卫气血为主，势已成，而后兼分六经见证。何也？伤寒先太阳，次阳明、少阳，以次相传而后入阴。温热则太阳之后，便传变无穷。若不先将营卫气血分晰辨明，则茫无畔岸，何可措手。故种福堂《温热论》云：温邪上受，首先犯肺，逆传心胞。又云：卫之后方言气，营之后方言血。聆此以权衡营卫气血，最为切要。乃既汗后，微恶寒，发热额痛，口渴脉长，此邪在阳明之表，卫外之邪既散，气分之热未清，欲传之象已著。故用葛根、薄荷、桑叶、大力、枇杷叶开泄透表，连翘、黑栀、蒌皮、杏仁宣清肺气，使卫分气分之邪两解，不致传入阳明之腑，而为斑、黄、狂妄也已。

【点评】本条所述为春温温邪在表兼肺胃有热之证治。与上节所述相似，但兼有初传肺胃之热。本证仍以表热证为主，故用药主以辛凉，不宜用苦寒大清气热之品，正如原文中所说，治以"轻苦微辛"。

春温条辨第三

春温汗后，头不痛，身热不恶寒，舌渐黄，咳嗽胁痛，脉弦数，此温邪犯肺。宜用杏仁、象贝、沙参、桑叶、薄荷、蒌皮、连翘、兜铃、枇杷叶等味，轻扬宣肺也。

肺位最高，其象空虚，外彻卫表，内司气化。温邪初起，首先犯肺，肺主气，其合皮毛。皮毛者，即卫表也。故温邪之始，亦有头不痛，而仅见凛凛恶寒者。今汗后头不痛，不恶寒，是皮毛表邪已透已泄，而惟身热舌黄，脉弦或数，是内热未清。兼咳胁痛，邪尚在肺，若不宣泄，必致传陷。故用沙参、桑叶、杏仁、象贝、薄荷、连翘、兜铃、枇杷叶，取气轻质薄之品，恰到肺位为度，非敢过清过表，而后致缠绵焉。

【点评】本条述春温温邪表证已解而邪热壅肺之证治。所以其治以清肺热，而清肺热又应以轻清为大法，即原文所说"轻扬宣肺"。所用沙参、桑叶、杏仁、薄荷、连翘、马兜铃、枇杷叶等药都体现了这一原则。但本论中所列马兜铃一药因含马兜铃酸对肝肾有毒和致癌性，在临床上须慎用。

春温条辨第四

春温汗多，头仍痛，而烦热口渴，舌黄脉洪，此邪在阳明气分。宜用白虎汤加葛根、连翘、元参、杏仁等味，清气化热也。

前条汗后，头额痛，发热，脉弦长，乃阳明经病，自宜透表。今汗多，则表邪已解，反烦热口渴，舌黄脉洪，则邪不在经，而传及气分，非表散所能退。故用白虎汤之石膏、知母、连翘、元参清肺胃，杏仁、葛根透经邪，甘草、粳米养胃津。特葛根为阳明经病主药，石膏为阳明气热主药，犀角为阳明血热主药，邪既在气，仍兼经药者，以冀由气转经，由经达表，仍从汗泄耳。

【点评】本条论春温阳明气分热盛的证治。其临床表现与一般的阳明热盛证相似，所以主以白虎汤。但见头痛等症为阳明邪热郁阻之象，所以加用葛根以透阳明经之邪热，并与连翘、玄参、杏仁等同用，既能加强清肺胃之力，又寓有宣透肺热之意。

春温条辨第五

春温烦热口渴，舌黄尖绛，昏谵脉洪，此阳明气血燔蒸。宜用玉女煎加连翘、元参、鲜石斛、鲜菖蒲、青竹叶等味，两清气血也。

上条烦热口渴，舌黄脉洪，乃阳明气热，例宜清气。此乃舌黄尖绛，神昏谵语，血分已热，心营被灼，非两清之，病必不解。故用玉女煎之石膏、知母以清气，生地、元参以凉血，连翘、菖蒲、竹叶以清心营，甘草、粳米、石斛以养胃阴，庶不热灼津伤，而成痉厥为要。

【点评】本条论述春温气血两燔证的证治。治疗针对气血两燔，用石膏、知母清气热，生地黄、玄参凉血，同时配合连翘、石菖蒲、竹叶清心营，石斛、粳米、甘草以养胃阴。本节用药特点在于重视养阴药的运用，较为切合气血两燔证中伴有阴液耗伤的机制。文中说用玉女煎当按《温病条辨》加减玉女煎法，以生地黄换熟地黄，去牛膝。

春温条辨第六

春温热不解，舌赤尖绛，神昏谵妄，口渴脉数，斑疹隐隐，此热传心营。宜用鲜生地、鲜石斛、鲜玉竹、元参心、连翘心、鲜菖蒲、竹叶、牛黄丸等味，清营透邪也。

上条舌黄尖绛，谵语脉洪，乃气热传营。此条舌赤尖绛，神昏脉数，热已入营，将延血分。故以生地、元参凉血，连翘、玉竹清热，菖蒲、竹叶清营，牛黄丸宣窍，不致入血成痉，便是回生之兆。

【点评】本条论述春温邪热传入心营的证治。营分证的治疗，本有清营汤一法，而本节所用之药，以生地黄、玄参清营凉血，玉竹、石斛与生地黄、玄参相配又能滋养营阴，与清营汤的方义相合，同时伍以连翘、竹叶等以透热外达，正合叶天士治营可透热转气之法。又因有邪闭心包见证，故选用石菖蒲和牛黄丸清心开窍。

春温条辨第七

春温，舌绛或黑，谵妄烦躁，神昏脉促，斑疹紫黑，此热入血分。宜用犀角地黄汤加元参心、连翘心、鲜石斛、鲜菖蒲、紫草、至宝丹等味，凉血清热也。

上条神昏舌绛，斑疹脉数，热在心营。此条舌绛焦黑，昏谵妄笑，脉促斑紫，热传血分。古称斑色紫为胃热，黑则胃烂。邪在心胞则妄笑。心主血，心热则血热，血热则斑黑。舌为心苗，心热则舌焦。斯非大剂凉血破瘀，则斑疹难化。须借犀角、生地、赤芍、丹皮凉血，元参、连翘、菖蒲、至宝清心，倘得斑红神爽，庶可望治。然亦九死一生之候，若见症如前，而或便闭腹硬，舌黑焦黄，可与凉膈散下之，俾大便一通，邪热顿祛，则病势霍然矣。

【点评】本条论述春温热入血分的证治。症见舌绛而斑疹紫黑，当属邪热入血分之证。对血分证的治疗，以犀角地黄汤为主方，本节因有热闭心包之神昏谵妄见证，故又加用连翘心、鲜石菖蒲、至宝丹等以清心开窍。并用鲜石斛、玄参配合原方中的生地黄等以滋养阴液。对本证的治疗还提出："若见症如前，而或便闭腹硬，舌黑焦黄，可与凉膈散下之，俾大便一通，邪热顿祛，则病势霍然矣"。说明血分证热毒炽盛时，也有用下法而取效者。

春温条辨第八

春温，烦热消渴，神迷如寐，舌卷囊缩，肢逆昏厥，此热陷厥阴，真阴欲涸。宜用犀角、羚角、生地、元参、连翘、天冬、麦冬、牡蛎、阿胶、钩藤、鲜菖蒲等味，清络息风也。

按仲景《伤寒》厥阴条云：烦热消渴，气上撞心，饥不欲食。今兼神昏舌卷，津液消耗。且厥阴为至阴之脏，有入无出，仲景所谓热深厥亦深，热微厥亦微。厥少热多，是为病解，厥多热少，病渐入深，其肢冷昏厥，势所必至。况厥阴肝脉上循咽舌，下绕阴器，故为病必舌卷囊缩。斯时邪深正竭，勉用犀角、羚角、生地黄、元参以清营络，天冬、麦冬以壮水，阿胶、牡蛎以潜阳，钩藤、菖蒲以息风，俾阴充阳潜，热退神清，始有生机，然亦百中图一而已。

【点评】本条论春温热陷厥阴，真阴大虚证的证治。其与一般的肝风内动及肝肾阴伤证有所不同，是虚实相兼之证。在治疗上，除了犀角、羚羊角、生地黄、玄参清厥阴之热外，还用天冬、麦冬、阿胶等以滋养阴液，用牡蛎、钩藤、石菖蒲以息风潜阳。但本证属危重之候，故称"百中图一"。

春温条辨第九

春温，舌黑神昏，烦躁咬牙，手足振颤，时或抽搐，此热极风生，已成痉厥。宜用东洋参、鲜生地、元参心、连翘心、鲜石斛、羚角、钩藤、石决明、白芍、鲜菖蒲等味，扶正息风也。

神昏舌黑，烦躁不安，阳津阴液俱耗。阴亏则阳乏交恋，少阳木火变为壮火，化出内风，肆横旋扰，内逼神明，外窜经脉，故手足振动，抽搐咬牙。然此亦有虚实之分。其虚者，阴伤风动，热走胃络，固宜清之补之。其实者，热结在腑，肠胃拥塞，便闭口噤，又宜攻之疏之。其间虚实，大相径庭，若勿辨明，贻害无穷。兹云手足振颤，咬牙切齿，一似啮物；兼之神昏舌黑，虚象昭然。故用生地、元参、连翘、石斛、白芍以养阴清热，羚角、石决明、钩藤、菖蒲以清络息风，东洋参以扶补正气，庶几可保万一焉。

【点评】本条论春温热盛动风证的证治。所用药物系从羚角钩藤汤化裁而来，因有神昏，故加用了连翘心、石菖蒲等以清心开窍。文中提出动风有虚实之别，而本证见手足振颤、咬牙切齿，兼以神昏舌黑、"虚象昭然"，当为虚实相兼，所以除用清肝热药外，还重用生地黄、玄参、石斛、白芍等以补益阴液，又用人参以补益正气，为清补并用之法。

春温条辨第十

春温，热渴不已，舌光色绛，心悸神迷，此热伤胃阴。宜用复脉汤去姜、桂，加地骨皮、鲜石斛、牡蛎、白芍等味，甘凉养阴也。

舌绛而光，是无苔也，烦热消渴，胃津涸也。更兼心悸神迷，营液亦耗。若不养阴，必致痉厥。非借复脉之生地、鲜斛、麦冬、甘草以养胃阴，阿胶、牡蛎、白芍以滋肝阴，则恐阳动风生，难免昏痉之变。

【点评】本条论春温胃阴大伤的证治。对于胃阴受伤的治疗，常规用沙参麦冬汤、益胃汤法。而本条提出用复脉汤加减，主以甘凉养阴之法，这是因本证除胃津大伤外，还有营阴受伤，所以既补胃阴，又滋肝阴，"恐阳动风生，难免昏痉之变"。症状除见舌光绛，提示胃阴大伤外，还有心悸神迷等心营大伤，不能濡养心神等表现，故取复脉汤是以该方多甘寒养阴之品，如生地黄、白芍、麦冬之类，再加石斛，更能补益胃阴，更加牡蛎，与阿胶相伍，又能滋肝肾之阴而防虚风内动。

春温条辨第十一

春温，经旬不解，舌干紫晦，烦热消渴，神迷脉数，此肝肾阴伤。宜用人参固本汤①加阿胶、牡蛎、鲜石斛、鲜菖蒲、广郁金等味，凉肝滋肾也。

上条舌绛神迷，热渴不已，胃津营液俱耗，宜用甘寒。此条舌干紫晦，神迷脉数，是肝肾阴伤，宜与咸寒。故用二冬、二地以壮水，阿胶、牡蛎以柔肝，甘草、石斛以养胃，菖蒲、郁金以宣窍，毋使阳升风动，而变痉厥焉。

【点评】本条论春温肝肾阴伤的证治。《温病条辨》中对肝肾阴伤证的治疗有加减复脉汤之定法，而本节用人参固本汤，取天冬、麦冬、生地黄、熟地黄以补肝肾之阴，加用阿胶、牡蛎以柔肝息风，配合石斛、甘草以养阴益胃，药虽有所不同，方义与加减复脉汤相似，在临床上可灵活选用。因有神迷见症，故加入石菖蒲、郁金以开窍醒神。

---

① 人参固本汤：出自《医方类聚》人参固本丸，由熟地黄、生地黄、天冬、麦冬、人参组成，功用为滋阴养血、清金降火、补精益肾。

春温条辨第十二

春温，面晦肢冷，心腹热甚，舌卷囊缩，神迷如寐，默不思饮，此邪伏厥阴。宜用吴又可三甲散加柴胡梢、僵蚕、川芎、桃仁、丹皮、郁金、鲜菖蒲等味，升泄阴邪也。

邪伏厥阴，漫无泄越，气血沉混，阳反如阴。所以面反青晦；肢反逆冷，心腹反热，舌卷囊缩。此邪深入络，清浊混淆，以致清阳蒙蔽，如醉如痴，机窍不灵，默默如寐，与饮则饮，不与亦不思，一如脱症也。斯时权衡，既非清凉可解，又非温燥所宜。惟仿吴氏三甲散法，用醋炒鳖甲、土炒山甲、酒浸地鳖虫以搜剔厥阴伏之邪，更兼柴胡、川芎、僵蚕以升发少阳清阳之气，桃仁、丹皮以破血，郁金、菖蒲以清心。服后苟得肢温面赤，语出思食，反觉烦扰欠安，则邪得升泄之意，而病有转化之机矣。

【点评】本条论邪伏厥阴之证治。症见面晦肢冷，心腹热甚，舌卷囊缩，神迷如寐，默不思饮，主以三甲散加味，升泄阴邪。

春温条辨第十三

春温头痛，发热恶寒，烦躁神昏，舌白尖赤，此邪著表里。宜用杏仁、薄荷、蒌皮、连翘、橘红，羚角、淡豉、桑叶、郁金、菖蒲等味，表里两解也。

凡头痛发热，无汗恶寒，乃温邪初袭肺卫之间。而兼烦躁神昏，舌白尖赤,则有已犯心营之界矣。若仅与开泄,则表邪虽解,而营热难清。故用杏仁、薄荷、桑叶、淡豉以疏卫,连翘、羚角、萎皮、郁金、菖蒲以清营。此为泄卫透营之法,俾表里之邪有两解而无传陷也。

【点评】本条论春温初起卫营同病之证治。既见头痛发热恶寒之卫表之症,又兼烦躁神昏,舌白尖赤之营分见症,属表里俱病。故主以表里两解法。

春温条辨第十四

春温,恶寒发热,头痛身疼,而忽大汗不止,或吐或泻,肢冷脉微,神昏烦躁,此阳症变阴。宜用十四味大建中汤①,阴阳两顾也。

头痛身疼,发热恶寒,本系表症。因服升散太过,或被覆强逼,而忽大汗不止,或大吐大泻,遂致肢冷脉微,神昏烦躁,乃表邪尽泄,阳气随脱,反为阴症。非用十四味大建中汤之阴阳并补,则危在顷刻矣,是非温症正病,乃因病致变之险候也。

【点评】本条论春温阳证变阴,正虚欲脱之证治。诸因引起阴伤阳无所附,随之而脱之候,主以十四味大建中汤,阴阳并补。

春温条辨第十五

春温,头痛发热,心烦多呕,咳逆胸闷。将发痧疹,宜用薄荷、

---

① 十四味大建中汤:出自《太平惠民和剂局方》卷五,组成为当归、白芍、白术、炙甘草、人参、麦冬、川芎、肉桂、炮附子、肉苁蓉、半夏、炙黄芪、茯苓、熟地黄。

大力、杏仁、连翘、淡豉、黑栀、枳壳、桔梗、生姜、竹茹等味，清泄肺胃也。

头痛发热，邪初在表，心烦咳呕，胸闷不舒，则涉及肺胃矣。夫肺热则化疹，胃热则化斑，若不开泄，势必入营。故用薄荷、大力、淡豉、杏仁疏泄表邪，连翘、黑栀清泄内热，枳壳、桔梗开提胸膈，生姜、竹茹和胃理痰。使膈上之痰俱得宣化，则肺胃之气热自清，而邪无留停之患，若此用法，庶无偏弊焉。

【点评】本条论邪在肺胃将发痧疹的证治。痧疹与发斑不同，其病机重点在肺卫，在风温中较为常见。其治疗主以宣泄肺卫之邪，而文中提出的"清泄肺胃"之法，重点是在宣泄肺卫，所以所用之药多属辛凉疏泄之品，如薄荷、牛蒡子、连翘、淡豆豉等。

春温条辨第十六

春温，头痛身热，恶寒无汗，胸闷泄泻，此表邪传里。宜用黄芩汤加葛根、薄荷、杏仁、厚朴、赤苓、泽泻等味，通泄三焦也。

头痛身热，无汗恶寒，邪尚在表，理宜汗解。或加胸闷泄泻，是邪不外泄，反从内走。若不分清，恐成痞结。故仿仲景三阳合病，协热下利之例。用黄芩汤者，借黄芩之苦寒清热，白芍、甘草之甘酸化阴，加葛根、薄荷以透表，杏仁、厚朴以疏脾，赤苓、泽泻以分利，俾表里三焦之邪，一齐分解，得一击百中之义焉。

【点评】本条论春温表邪传里之证治。既有头痛身热，恶寒无汗等表邪见症，又有胸闷泄泻等欲内传之症，故用通泄三焦法，表里分消。

春温条辨第十七

春温，发热恶寒，脘痛拒按，舌黄便闭，呕恶脉滑，此温邪挟积。宜用保和丸加藿香、薄荷、淡豉、黑栀等味，消食透邪也。

东垣云：脘痛舌黄便闭，右关脉滑，痛而拒按 此为食积。若兼恶寒发热，且欲呕恶，是挟温邪，宜与两解。故用保和丸以消导，加藿香、薄荷、淡豉、黑栀，以疏泄也。

【点评】本条论温邪初犯表又兼夹食积之证治。既有发热恶寒之表证，又有脘痛拒按，舌黄便闭，呕恶脉滑之食积症，故用保和丸加味，消食透邪。

春温条辨第十八

春温，恶寒发热，头痛无汗，颈颔核肿，牙关不宣，此温邪时毒。主以荆防败毒散，再按经加减，以疏风热可也。

凡时毒初起，亦必发热头痛，恶寒无汗，与温邪仿佛。但颈间核肿，名为时毒，须要辨明结在何经，而施主治。凡肿在颔下者，属阳明，以升麻、葛根为主；在耳下者，属少阳，以柴胡、黄芩为主；在颈项者，属太阳，以羌活、独活为主。此系风热上壅，蕴结而成。故用荆、防、薄荷以疏风热，枳壳、桔梗以开上焦，羌、独、升、葛、柴、芩为三阳经消风化邪之主药。临证时，再能按经加减，则证无不痊矣。

【点评】本条论春温时毒之证治。症见恶寒发热，头痛无汗，颈颔核肿，牙关不宣。主以荆防败毒散加减以疏散风热。文中按肿之部位选用药物，可供临床参考。

春温条辨第十九

春温，头痛，恶寒发热，面赤目红，咳逆嚏涕，咽痛口渴，此麻疹也。宜用薄荷、大力、荆芥、杏仁、蝉衣、桔梗、甘草、连翘、马勃、射干等味，疏风透疹也。

风温犯肺，热壅上焦，故初起面目俱赤，咳涕咽疼，皆手太阴见症。今头痛恶寒，发热无汗，是邪踞卫分，腠理不开，郁化斑疹，若不疏散，恐其内陷。故用薄荷、荆芥、蝉衣、大力以祛风，连翘、桔梗、马勃、射干以清热，使斑疹透露，不致传入心营，而变神昏之险。

【点评】本条论感受温邪发为麻疹之证治。症见头痛，恶寒发热，面赤目红，咳逆嚏涕，咽痛口渴。但一般认为麻疹属风温之例，与本文归于春温有别。

春温条辨第二十

春温汗多，不恶寒反恶热，口渴烦闷，舌黄脉洪，此邪传阳明气分。宜用大剂白虎汤，直清阳明也。

发热而微兼恶寒，目痛额疼，不得卧，此属阳明经病，宜用葛根汤辛凉解肌。若不恶寒而反恶热，口渴，舌黄，脉洪大，此属阳明气热，宜用大剂白虎汤辛寒清胃。如无汗而舌淡黄者，不可用也。若舌黑尖绛，神昏谵语，烦热脉数，此属阳明血热，又宜犀角地黄汤凉血透邪也。若舌虽焦黑，而苔见老黄，此属阳明腑热，以凉膈散下之。总之，此皆阳明症，而有经病腑病血病气病之殊，俱当按症施治，不得丝毫混淆，而夭人性命，可不慎欤！

【点评】本条述春温邪传阳明之证治。其中有阳明气分证，见汗多，不恶寒反恶热，口渴烦闷，舌黄脉洪。主以白虎汤清阳明气分之热。但如前文所说，阳明证也有阳明血热和阳明腑证诸证，治法各异，选方不同。

春温条辨第二十一

春温，不恶寒反恶热，烦躁神昏，斑黄谵妄，舌黄焦黑，扬手掷足，逾垣上屋，此阳明腑热。宜用大剂白虎汤加犀角、连翘、元参、人中黄、竹叶。若大便闭结，频转矢气者，更加大黄、元明粉，缓攻清热也。

上条阳明气热，只宜白虎汤以清气分。此条昏谵便闭，舌色焦黄，斑黄狂乱，乃热结胃腑，非清凉可解。故用大剂白虎合犀角、人中黄、元参、连翘以两清气血，兼大黄、元明粉以缓逐其瘀，俾大腑一通，则邪热顿解，而狂妄皆平焉。仲景云：大便闭而转矢气者，有燥矢也，其腹必硬痛。若腹虽硬痛，而下利稀水者，此热结旁流，仍宜攻之。勿以大便既泄，而徘徊莫进，医者详之。

【点评】本条论春温阳明腑热气血两燔之证治。症见不恶寒，烦躁神昏，斑黄谵妄，舌黄焦黑，扬手掷足，逾垣上屋，非单纯之阳明腑实证，已有血热之象。故主以大剂白虎汤加凉血之味。

春温条辨第二十二

春温，经旬不解，神昏狂妄，舌绛焦黑，斑紫或黑，烦躁难禁，此热陷血瘀。宜用犀角地黄汤加紫草、元参、连翘、广郁金、鲜菖蒲、紫雪丹等味，凉血化斑也。

热传阳明不解，必致入血，热与血瘀，非清凉可退。必借犀角，生地、元参、连翘之凉血，又佐赤芍、丹皮、桃仁、紫草之破血，郁金、菖蒲之宣窍，紫雪、竹叶之清心。务得神清舌润，斑转红活，方有生机。然斑色紫黑，胃热已极，若见烦躁，则内闭外脱之势已成，其危可立而待也，虽欲逆挽天机，恐亦聊尽人工而已。

【点评】本条论春温邪热内陷血分，热瘀内阻之证治。春温经旬不解，症见神昏狂妄、舌绛焦黑、斑紫或黑、烦躁难禁。显属血分证，故以犀角地黄汤凉血化斑，文中提出加减用药甚切临床实用。

春温条辨第二十三

春温，热不解，少腹硬痛，小便自利，大便黑色，昏谵狂妄，此蓄血也。宜用犀角、生地、桃仁、丹皮、赤芍、归尾、灵脂、柴胡、黄芩等味，甚者加大黄、䗪虫，破瘀逐邪也。

上条热陷血瘀，此条热与血结。仲景云：小便自利，大便黑色，昼则明了，夜则谵语，此蓄血证也。热既入血，非破不解。故仿犀角地黄汤加归尾、桃仁、灵脂、䗪虫、大黄破血逐邪，俾瘀血破而邪热透，则狂妄之形自息也。按仲景论蓄血，有太阳不解，而由腑及血，用桃仁承气汤；有阳明不解，而由气及血，用犀角地黄汤；甚者俱用抵当汤逐之。今温邪蓄血，必从阳明入血者居多，故用犀角地黄汤清之。陶氏用小柴胡汤加归尾、山楂、桃仁、丹皮，以有寒热往来涉及少阳者，且热既入血，非升泄不能解也。

【点评】本条论春温热与血结之蓄血证治。症见热不解、少腹硬痛、小便自利、大便黑色、昏谵狂妄。主以犀角地黄汤合大黄䗪虫汤加减，破瘀逐邪。

春温条辨第二十四

春温，妇女往来寒热，经水适来，病发适断，昼明夜昏，此热入血室。宜用小柴胡汤去半夏，加归尾、桃仁、山楂、丹皮、赤芍、广郁金、鲜菖蒲等味，破瘀透邪也。

仲景云：妇女伤寒，经水适来，热则适断，寒热往来，昼则明了，夜则谵语，此热入血室，当刺期门穴。此穴在胁下，肝之络也。血室者，血海也。考《内经》，冲脉为血海。又心主血，脾统血，肝藏血。凡妇女经水贮于冲脉，必由肝脾心三脏之统摄而能蓄泄有常。今热由少阳传入血海，则瘀滞不行。血属阴，夜亦属阴。凡人卫气，昼则行阳，夜则行阴，故入血之邪，至夜则剧。陶氏仿小柴胡汤升泄少阳，加归尾，桃仁、赤芍、丹皮、山楂凉血祛瘀，兼郁金、菖蒲宣窍透邪，甚者加大黄、鳖虫逐之。总之，临证之识，不外气血营卫，阴阳表里，用药之要，得中寒热温凉汗吐下和而已也。

【点评】本条述春温热入血室之证治。感温邪又值妇女行经，病发经断，昼明夜昏。故主以小柴胡汤加减，破瘀透邪。

春温条辨第二十五

春温，表证未解，大便忽泻，胸脘痞满，按之不痛，舌黄脉滑，此邪陷成痞。宜用泻心汤，苦降辛通也。

仲景论痞，都因误下邪陷而成。今表症未解，而忽加泄泻，与误下之意相同。以致表邪乘虚陷入，势欲下泄。奈其人胃气尚强，与热相抗，而邪难直泄。因而阻遏心下，蕴结不散，遂致有形，按之不痛。斯时表之则邪难外越，攻之则邪不下走。故仲景用泻心汤，得芩、连之苦寒泄热，半夏之辛温通阳，枳实①之苦燥破结，虚者合人参之甘温扶正，名为泻心，非泻心也，乃泻心下之痞满耳。

【点评】本条述春温表邪内陷而成痞证之证治。症见表证未解，大便忽泻，并见胸脘痞满，按之不痛，舌黄脉滑，是中虚邪热内陷成痞证。主以泻心汤苦降辛通为治。

春温条辨第二十六

春温，吐泻已多，舌光干赤，呃逆不食，脉软神疲，此胃阴大伤。宜用橘皮竹茹汤，和胃养津；呃不止，用代赭旋覆花汤②，通胃

---

① 枳实：张仲景诸泻心汤原方均无此药。
② 代赭旋覆花汤：即《伤寒论》中的"旋覆代赭汤"。

镇逆也。

吐泻既多，胃气大伤，所谓大吐伤阳，大泻伤阴也。若舌既干红而无苔腻，镜面之象已成，胃津消耗已竭矣。加之呃逆不食，胃失冲和，肝邪横逆，侮其所胜，故用橘皮、半夏、党参、甘草和胃气通阳明，麦冬、竹茹、粳米、白芍养胃阴制厥阴；若呃再不止，更加代赭石、旋覆花以镇其逆；倘胃津消乏，舌不生苔，加乌梅、木瓜、蔗汁、芦根汁、姜汁，俾胃中之阴阳两协其和，则呃无不止也。此皆所论热劫胃阴之症。更有舌淡无热，肢冷脉软，乃胃中阳虚，阴浊上泛，后天坤阳大败，古称土败则其声哕。哕即呃也。胃阳既困，气失宣化，若非辛通，阳何由复。即以代赭旋覆花汤加淡附、吴萸、姜汁，少入川连二三分，俾苦寒之味，引阳入阴，不致为阴所拒；而辛热药性得以斩关直入，犹仲景白通汤中加人尿、猪胆汁之意也。然呃逆之症，阳虚者多，治呃之法，用凉者少。更有肝火上冲，胃气失降，而致呃逆者，其气必从少腹上冲咽喉，而轧轧连声，势甚雄壮，脉弦目赤，消渴易饥，又宜当归龙荟丸，大苦大寒之直泄厥阴也。

【点评】本条论胃阴亏虚，胃气上逆之证治。呃逆一证本有虚实之别，文中提出的治法甚切临床实用。

春温条辨第二十七

春温，诸恙悉平，不饥不食，舌干无苔，此胃阴大伤。宜用《金匮》麦门冬汤加乌梅、木瓜、谷芽、金柑皮等味，甘酸化阴也。

病后不饥不食，舌干无苔，乃热伤胃，胃气不复也。然胃为阳土，非柔莫济。故用党参、麦冬、甘草、茯神①之甘以养胃，乌梅、木瓜之酸以制肝，且得甘酸化阴，甲己化土之义，更兼半夏、谷芽辛温通阳，使胃可醒而食可进也。

【点评】本条论春温病退，胃阴损伤之证治。症见不饥不食，舌干无苔，证属胃阴亏虚，主以麦门冬汤加味甘酸化阴。

春温条辨第二十八

春温病退，舌淡脉微，不饥不食，泛泛欲呕，此胃阳大伤。宜用六君子汤加白蔻、吴萸、姜汁等味，温补胃阳也。

上条舌赤无苔，不饥不食，伤及胃阴，宜用甘酸柔润，以济其阴。此条舌淡脉微，不饥不食，伤及胃阳，宜用甘温刚燥，以扶其阳。此胃中之阴阳偏损，不可不辨，医者慎之。

【点评】本条论春温病退，胃阳损伤之证治。所列诸症系胃阳虚寒见症，故主以六君子汤加味，温补胃阳。

春温条辨第二十九

春温，发热恶寒，喘逆胁痛，此邪滞肺络。宜用《金匮》旋覆花汤加苏子、橘络、杏仁、郁金、川贝、枳壳、桔梗等味，开肺和络也。

发热恶寒者，表邪未散；喘逆胁痛者，肺气壅遏；若不宣通，恐延痿痹缠绵。故用旋覆、新绛、橘络以通络气，苏子、杏仁、川贝以

---

① 茯神：《金匮要略》麦门冬汤原方中无此药。

降肺气，枳壳、桔梗、枇杷叶以升上焦之气，使邪从上散，不致传变为妙。

【点评】本条论春温邪热阻滞肺络证治。既有发热恶寒表证，又有咳逆胁痛之肺络损伤见症，故主以旋覆花汤加味，开肺和络为治。

春温条辨第三十

春温，热不解，咳逆胁痛，痰中带血，此肺络内伤。宜用《金匮》旋覆花汤加归须、柏仁、降香、苏子、沙参、甜杏、川贝、枇杷叶等味，清肺通络也。

上条发热恶寒胁痛，乃邪在表而阻及肺气；此条烦热胁痛痰血，为邪在里而伤及肺络，必得气血两通，庶可病解。故宜旋覆、新绛、归须、柏仁以和血络，苏子、降香以通气滞，沙参、杏仁、川贝、枇杷叶以清肺热，方为妥帖。

【点评】本条论春温邪热伤及肺络证治。症见热不解、咳逆胁痛、痰中带血，系邪热伤及肺络。陆氏主以旋覆花汤加味，清肺通络。

论伤暑中暑中热辨误

尝考仲景《金匮》，有中暍而无中暑，后贤诸书有中暑而无中暍。或以中暑即伤暑，或以中暍即中热，或以伤暑即伤寒。议论纷纷，终无实指。赖张洁古出而云：静而得之谓伤暑，动而得之谓中暑。此二语颇为中窍。但于动静之间，虽如指掌，而中、伤之义尚未缕析，犹恐难启后蒙。盖冬令风寒，原有中、伤之异；而夏间暑热，岂无伤、中之分？夫寒有伤寒、中寒之路，大凡伤于阳经在表，则为伤寒；中于阴经在里，则为中寒。冬令如斯，夏间果无待言矣。凡人之于盛暑之时，纳凉广厦，避暑深阴，阳为阴遏，腠理闭塞，俄而无汗，头痛身疼，恶寒发热，胸闷呕恶，此即静而得之为伤暑也。更有暑热相逼，好食生冷，不禁房欲，遂致肾阳内歉，腠理不密，寒凉暑湿，乘虚直入，顷刻胸腹闷痛，肢逆汗冷，吐泻交作，此无论动静，而即为中暑也。若此则冬有伤寒，即夏有伤暑；冬有中寒，即夏有中暑也明矣。至于夏暑炎蒸，赤日傍午，或躬视荒野，或力竭长途，元气既虚，曝烈复逼，登时昏倒，人事不知，此即动而得之为中热也明矣。盖暑证之来路有三，而治暑之例法非一。若由此而扩充之，庶读书乏问津之叹，而临证无歧路之迷。予所以不揣谫陋，将伤暑、中暑、中热列为条辨，以便逐一参考。至于错综融会，运用之妙，存乎其人也。

【点评】本节论述伤暑、中暑、中热三病的概念。对于伤暑、中暑（另有冒暑）的概念，古人之说不尽一致。文中把夏暑因避暑而受凉，即内蕴暑湿而外感寒邪，以表寒兼呕恶为主要表现者，称为伤暑；肾阳已虚，暑湿与寒凉直犯胃肠而吐泻交作，四肢清冷而冷汗出者，称为中暑；夏季感暑热而昏倒者，称为中热。根据后文内容，文中伤暑基本上包括了现代所说的冒暑、暑温、暑湿等多种暑病，而中暑则与暑秽、夏季霍乱等病证相类；中热大体指现代所说的中暑。

伤暑条辨 二十六条

伤暑条辨第一

伤暑初起，无汗恶寒，头痛身热，渴不引饮，舌白呕恶，此邪初袭卫。宜用香薷饮加杏仁、薄荷、通草、豆卷、连翘、大力、丝瓜叶等味，汗解可也。

暑必挟湿，先伤气分。凡人静坐纳凉，暑风乘袭，肌表因之，阳被阴遏，腠理闭郁，发为头痛身热，恶寒无汗等症。矧①湿蕴化热，势渐燎原，胃液不升则口渴，湿邪内蕴则不引饮，肺气失宣则烦而欲呕。兼之舌白苔腻，脉形缓大，无非挟湿而然。治用香薷者，体轻浮而性温泄，乃夏令之麻黄，善于走表，加杏仁宣肺，薄荷、大力祛风，连翘、豆卷、通草泄湿清热，是邪在卫分，宜先汗解者，杜其传里之患矣。

【点评】本节论伤暑初起，邪袭卫表证治。药用香薷饮散表寒、祛暑湿，并加上薄荷、牛蒡子、连翘、大豆卷、通草、丝瓜叶等以泄湿清热。从用药情况看，主在疏泄表邪，说明在里的暑湿之邪尚轻。

---

① 矧（shěn 审）：况且。

伤暑条辨第二

伤暑既汗，头痛虽减，热仍不解，舌白渐黄，脉洪口渴，此邪不汗解，热延气分。宜用白虎汤加杏仁、通草、连翘、淡竹叶、枇杷叶；若头痛未止，再加葛根、薄荷，清凉解散也。

此承上条，既发汗而热不解，则卫外之邪渐传气分。故头痛减，而舌转黄，至脉洪口渴，则气热盛也，用白虎汤直清阳明气分。如头额仍痛，外邪未尽，必加葛根、薄荷走表祛风，以头目为清阳，非风药不能到也。

【点评】本节论伤暑邪热传入气分而表邪未罢的证治。症见汗出而不解、苔黄、脉洪口渴，为气分热盛之征。其用药加了杏仁、通草等，是为所感暑邪易夹湿邪，而本证原为内有暑湿之故。又加连翘、淡竹叶，以加重其清泄邪热之力。头痛未止，系表邪未罢，故加用葛根、薄荷以疏散表邪。

伤暑条辨第三

伤暑，不恶寒而发热，身痛呕吐，溺赤便泻，此邪布三焦，上下交征。宜用六一散合黄芩汤加杏仁、厚朴、赤苓、豆卷、粉葛根、连翘等味，清泄三焦也。

此与前条同是上焦之病，而溺赤便泻，则已传布三焦，又与《伤寒论》中三阳合病下利之义同。盖既汗不解，清气分亦不解，则邪无出路，必致下传而为泻也。故仿六一散合黄芩汤加杏仁、葛根、厚朴、连翘、赤苓、豆卷，俾三焦表里之邪一齐尽解，庶为周至尔。

【点评】本节论伤暑暑湿布于三焦的证治。所述之证与上条相仿，但暑湿之邪不限于上焦，并在中下两焦，故呕吐、溺赤、便泻。故用药以通利三焦暑湿之邪为主。因有身痛，为表邪未尽，加用了葛根等疏表之品。

伤暑条辨第四

伤暑汗出，身不大热，而舌黄腻，烦闷欲呕，此邪踞肺胃，留恋不解。宜用黄连温胆汤，苦降辛通，为流动之品，仍冀汗解也。

此条汗出而不大热，是卫分之邪既解，但舌黄欲呕，又为邪阻肺胃，气分未清。用温胆汤辛以通阳，加黄连苦以降逆。不用甘酸腻浊，恐留连不楚耳。

【点评】本节为伤暑表邪已解，里热不甚而邪阻肺胃气机的证治。症见汗出、身不大热，表明表邪已微，里热不盛。但见烦闷欲呕，苔黄腻，提示暑湿郁阻于上中焦，故用黄连温胆汤苦辛通降，实际上寓有清热化湿、疏理气机之意。气机通顺，表之微邪，仍可随气顺腠畅而外解。

伤暑条辨第五

伤暑六七日，脉洪而数、口渴、舌干苔红，此热劫胃津，气血燔蒸。宜用玉女煎加鲜石斛、花粉、麦冬、梨汁、蔗浆等味，两清气血也。

上条表邪解，而余邪逗留。此条表邪传里，由气及血，亢阳偏燎，消烁津液。所以口渴舌干，色红少苔，湿尽化热，兼之脉洪数，而烦渴喜饮，其亢热不独在气，而兼在血矣。故用玉女煎两清气血，加花粉、石斛、麦冬、梨汁、蔗浆，甘寒生津，不致舌黑神昏为要。

【点评】本节论伤暑气血(营)两燔的证治。症见脉洪数、口渴和舌红而干，似是气营两燔之证，血分见证并未显露，不应属气血燔蒸之证。但古文献中每有将营血混论者，不足为奇。对气营两燔之证用玉女煎加减本为定法，但文中强调本证有胃津受劫，故加用石斛、天花粉、麦冬、梨汁、蔗汁等甘寒养阴之品。

伤暑条辨第六

伤暑热甚，口渴，舌黄尖绛，斑疹隐隐，神昏谵语，此气分不解，而热渐入营。宜用沙参、连翘、元参、桑叶、甜杏仁、花粉、鲜生地、羚羊角、鲜石斛、鲜菖蒲、广郁金、牛黄丸，芳香宣窍，为心营肺卫两清之也。

此条气分不解，渐入营分者。以肺主气，心主血，故口渴、舌黄为气热，尖绛、昏谵、斑现，为营分受灼，若不两清，病必不解。故用沙参、连翘、元参、花粉、石斛清气热，鲜生地、羚角、菖蒲、郁金、牛黄丸以透营邪也。

【点评】本节论伤暑邪入心营的证治。症见舌尖绛、斑疹隐隐，系邪已入营分之征，而神昏谵语又是邪闭心包之兆，故本证属热入心营。文中所用清心营邪热之品，如玄参、连翘、生地黄、羚羊角等；配合清心开窍药，如牛黄丸、石菖蒲、郁金等；再加上滋养营阴的石斛、天花粉、沙参等，用药甚为妥贴。

伤暑条辨第七

伤暑，舌黄渐黑，尖绛底赤，神昏烦躁，斑疹透露，目赤齿枯，此邪既入营，气分犹炽。宜用犀角地黄汤加元参、人中黄、鲜菖蒲、鲜石斛、青竹叶、牛黄丸等味，清营透邪也。

上条气热传营，此条营既受邪，气犹未清。故舌黑尖绛底赤，仍带黄苔，薄而干裂，甚至昏谵、斑现、目赤齿枯，营分之热已极。非借犀角地黄汤凉血，合元参、中黄化斑，菖蒲、竹叶清心，牛黄丸芳香入络，能清营热，而兼透邪。若舌黑尖绛，黄苔厚燥，此为有地之黑，乃热结胃腑，又宜凉膈散下之。

【点评】本节论伤暑气营（血）两燔的证治。症见斑疹透露、神昏舌尖绛，示邪已入血分，又有舌黄黑、目赤齿枯，文中称为气营同病，实属气血两燔。从其用药来看，犀角地黄汤本为治疗血分证的代表方，加上人中黄、竹叶、石斛、玄参以清气养阴，配合菖蒲和牛黄丸开窍，确是治疗气血两燔兼有邪闭心包的良方。

伤暑条辨第八

伤暑旬余，热仍不解，舌绛焦黑，斑色或紫或黑，神昏妄笑，热炽血分，津枯邪滞。宜用犀角地黄汤加羚羊角、元参心、连翘心、鲜石斛、人中黄、鲜菖蒲、紫草、红花、至宝丹等味，凉血透斑也。

此言营热不解，而延入血分。故舌绛焦黑，血既被蒸，失于荣灌，则斑色或紫或黑，且心主血，心热则血热，血热则昏谵妄笑。故用犀角地黄汤合紫草、红花行血清热，兼至宝丹芳香入络，以透内邪。若再不解，病必危矣。此舌黑而鲜绛者宜之，为无地之黑也。

【点评】本节论伤暑热入血分的证治。用药以犀角地黄汤为代表方，除了针对神昏窍闭而用石菖蒲、至宝丹外，还加用石斛、玄参养阴之品和紫草、红花等凉血活血药，切合血分证血热、阴伤、血瘀的病理特点。

伤暑条辨第九

伤暑热甚，舌焦神昏，谵语妄笑，寻衣摸床，撮空理线，此邪盛正虚。宜用人参固本汤加牡蛎、白芍、元参、鲜石斛、鲜菖蒲、羚角、钩藤等味，扶正透邪也。

此言营血热炽，故舌黑昏谵，热极伤阴，真元失守，故寻衣摸床，撮空理线，乃将危之兆。近世以寻衣摸床，撮空理线，为心胞热极，不知此乃肾阴大伤，水不济火，阳化内风，旋扰不息，有水火未济之象。宜用人参、二地、二冬、甘草、牡蛎、白芍填阴济阳，羚角、钩藤清络息风，庶几可保万一焉。

【点评】本节论伤暑邪盛正虚的证治。在温热病中见热甚、舌焦、神昏、寻衣摸床、撮空理线等症状，一般多认为是大实之证，而陆氏则认为其属邪盛正虚。其邪盛固不待言，但对寻衣摸床、撮空理线等症状，不能都归咎于热闭心包，而属肾阴大伤后心神失养所致，即为自注中所说的"水火未济"。故在治疗中主用扶正养阴之品，如以人参、二地、二冬、甘草、石斛、牡蛎、白芍以滋养阴液，用羚羊角、钩藤以凉肝息风。文中所说的"扶正透邪"当以"扶正达邪"解，因所用药物的作用并不在于"透"。

伤暑条辨第十

伤暑日多，舌黄焦黑，大便闭结，少腹硬痛，转矢气者，此有燥矢也。宜用小承气汤加元明粉、鲜石斛、元参心、鲜菖蒲、生首乌等味，化内结而保胃津也。

舌赤苔黄，而兼焦黑，一如沉香色者，斯为有地之黑。热烁既多，津枯邪滞，既难汗解，又难凉泄，且便闭腹硬，时转矢气，此仲景所云：转矢气者有燥粪也。急以小承气合元明粉、生首乌，仿仲景急下存津，既不伤胃，又能化结，诚为至当。

【点评】本节论伤暑阳明腑实的证治。古有暑病不必用下之说，但在暑病中亦可有阳明腑实之证，对于本证的治疗，仍应主以攻下之法。本节对腑实证的治疗，所用之药除一般的攻下燥屎外，还注重配伍养阴之品，如石斛、玄参、生首乌等，意在暑病易伤阴耗液，即腑实阴伤之证，因而治疗当攻补兼施。用鲜石菖蒲一味之意，因本证易发生神昏谵语，故预用开窍之品。

伤暑条辨第十一

伤暑，曾经吐泻，舌黄而腻，胸膈不爽，此阳邪内陷，将成痞结。宜用半夏泻心汤，苦降辛通，毋使成结也。

按仲景《伤寒例》云①：痞气每因表邪未尽，遽行攻下，以致阳邪乘虚内陷，结于胸下，既不能下泄，又不能上散，上下欠通，阴阳互结，心下有形，按之不痛，名曰痞气。今暑湿之邪，初起虽与伤寒不同，然其吐泻邪陷而成痞则一也。故用芩、连苦寒降热，姜、夏辛温通阳，俾热泄阳通，使痞不攻自散矣。

【点评】本节论伤暑阳邪内陷，将成痞结之证治。文中提出："暑湿之邪，初起虽与伤寒不同，然其吐泻邪陷而成痞则一也"。故主以半夏泻心汤，苦降辛通，通阳散痞。

伤暑条辨第十二

伤暑，胸间痹痛，气逆如阻，此结胸也。宜用小陷胸汤加枳壳、桔梗、甘遂、郁金等味，涤痰开结也。

凡结胸之症，必因其人中气素虚，浊痰复盛，又感暑浊，交相互结，胸间因而作痛。宜用甘遂、半夏、瓜蒌以涤浊痰，佐入黄连、枳、桔，泄热开胸也。

【点评】本节论伤暑结胸证治。其人素体中虚，浊痰偏盛，又

---

① 仲景《伤寒例》云：查今本《伤寒论·伤寒例》并无此文。

感暑浊，以致痰热结于胸中。主以小陷胸汤涤痰开结，加枳壳、桔梗、郁金理气宽胸，甘遂涤痰。

伤暑条辨第十三

伤暑，瘀热不解、胸肋板痛，此血结胸也。宜用桂枝、红花、瓜蒌、郁金、桃仁、赤芍、海蛤等味，消而且散。若少腹硬痛，小便自利，大便黑色，此蓄血也。宜用桃仁承气汤祛瘀逐邪也。

前二条痞与结胸，皆言热结在气。此条结胸与蓄血，皆言热结在血。其结在胸者，仿海藏桂枝红花汤加瓜蒌、桃仁、海蛤，为表里并消；若结在少腹者，用桃仁承气汤，为上下分消。仲景谓蓄血者，必小便自利，大便黑色；若小便不利者，乃热结膀胱，非血结也。以此辨诸，最为明验，学者详之。

【点评】本条论伤暑血结胸及蓄血之证治。血结在胸，主以桂枝红花汤加味，消而散之；血蓄在下，主以桃仁承气汤，祛瘀逐邪。

伤暑条辨第十四

伤暑，热久不解，神迷如寐，舌红少津，饥不欲食，脉数无神，此热伤胃阴，津不肯复。宜用复脉汤去姜、桂，加地骨皮、鲜石斛、鲜谷芽等味，养胃和阴，以待一阴来复也。

此言热久伤阴，胃津大损，故舌干红，而神疲多寐。余热消烁则易饥，胃阴被伤则不饮食。用复脉汤养阴，石斛、谷芽养胃，俾热去津还，而胃纳自旺也。

【点评】本条论伤暑热伤胃阴证治。文中所述"神迷如寐"，其义正如自注中释为神疲多寐，不然易与神昏谵语相混淆。舌红少津，饥不欲食，脉数无神，一派胃阴耗伤之象，故主以养胃和阴。

伤暑条辨第十五

伤暑热久，杳不知饥，舌干或赤或黑，而无苔腻，此镜面舌也。以热劫胃津，气不化液。宜用西洋参、麦冬、霍山斛、知母、白芍、木瓜、建莲肉、鲜谷芽、甘草等味，甘酸化阴也。

凡热病之后，舌干赤而光洁无苔者，此名镜面舌，无论病样如何，总宜滋阴为主。若黑而干赤无苔，此为无地之黑，乃阴伤液涸，急宜甘凉补阴。故用洋参、甘草、麦冬、谷芽，合白芍、木瓜甘酸化阴，即甲己化土之义也；若见焦黑，热势尤甚，宜加生地、知母柔阴和阳。法虽如斯，而神机变化，则存乎其人焉。

【点评】本节论伤暑胃阴大伤证治。温热病后期胃阴大伤而出现镜面舌者，不限于伤暑（即通常所说的暑温等暑病），他如风温等也易见到。对本证的治疗，习用沙参麦冬汤之类，而本文提出的甘酸化阴法及其用药对于该证更为适宜。除用滋养阴液之品外，还配合了莲肉、谷芽、甘草等补益胃气药。一是怕阴药碍胃，二是加强健胃作用，使胃健则阴易化。

伤暑条辨第十六

伤暑日多，身无大热，脉软神疲，默默如寐，唤之略应，并不烦躁，此邪正混淆，湿浊蒙蔽，清补两难。惟用鲜藿香叶、鲜稻叶、鲜荷叶、鲜佩兰叶、鲜菖蒲、白蔻仁、益元散等味，辛凉清解，以化余邪也。

身不大热，脉软神疲，乃病退之象。但默默欲寐，唤亦不苏，与饮则饮，不与不索，此余邪蒙绕三焦，清阳不得舒转。清之则损其阳，补之则助其湿，最为两难。惟宜藿香叶、稻叶、佩兰叶、荷叶、菖蒲，俱用鲜者，取其质轻气薄，芳香驱浊，更加白蔻仁、益元散通阳宣气，俾正不伤而湿可祛也。

【点评】本条论伤暑日久，余邪蒙蔽三焦证治。对本证的治疗文中提出："清之则损其阳，补之则助其湿"。故用藿香叶、稻叶、荷叶、石菖蒲，芳香化浊而不伤阴液，辛凉清解，以化余邪。多用鲜者，固然"取其质轻气薄，芳香驱浊"，亦为增其养阴之力。

伤暑条辨第十七

伤暑，汗多身热，经旬不解，胸腹发出白㾦，状如水晶粒，此湿邪化热，气液外泄。急宜洋参、连翘、甜杏、花粉、骨皮、银花、麦冬、绿豆壳、鲜荷叶等味，清养气液也。

身热汗多，而病不肯解，正气已虚，又见白㾦，是气液外泄，不可再用疏散，以伤其气。惟宜洋参、麦冬、银花、绿豆壳，清养气液而又兼化邪也。若舌红少津，而食不甘味，即以复脉汤去姜、桂，养阴益气。更有舌淡少苔，而胃不加纳，当以六君子汤加牡蛎、白芍扶胃敛阴，勿因见痦而踌躇莫进。近时医辈，都以治痧之法治痦。不知痧为太阴风热，斑为阳明火毒。其初见隐隐，固宜清之透之。若已见点粒，即宜解之化之，尚不敢恣意透泄，以虚其内，而恐邪陷莫救也。至白痦乃气液外泄之候，若既现而再行疏泄透汗，其不致气脱而毙者几希矣。予见知医之辈，不惟青年浅见者蹈此流弊，即皓首老成者，尚难觑破此关，故并及之，以质诸高明，为是否耶？

【点评】本节论暑湿郁发白痦证治。文中提出本证为气液外泄所致，是指汗出过多而耗伤气液，所以其治疗与叶天士《温热论》、吴鞠通《温病条辨》所论有别。文中主以清养气液之法，所用西洋参、麦冬、天花粉等以补津液，配合金银花、地骨皮、荷叶、绿豆等祛除暑热。但一般郁发白痦之证，仍以吴鞠通《温病条辨》中的薏苡竹叶散为代表方。

伤暑条辨第十八

伤暑解后，胸脘不爽，舌淡不渴，脉缓不饥，此湿去阳伤。宜用六君子去术，加蔻壳、檀香、粳米、姜渣、益智、麦芽等味，扶胃运阳也。

此热势虽解，而阳已受伤，故胸脘不爽，舌淡不渴也。盖脉已和缓，则无热可知，而犹不饥不食，乃胃阳被伤，失运行之机，故用六君子合蔻壳、姜渣、檀香斡旋坤阳，去白术者，恐致壅滞耳。

【点评】本条论伤暑解后，湿去阳伤证治。症见胸脘不爽、舌淡不渴、脉缓不饥，是胃阳不足之候，主以六君子汤加减以补中温阳。加蔻壳、檀香、姜渣、益智芳香温中，粳米、麦芽补中养胃。至于去术以防壅滞之说，似不必拘之。

伤暑条辨第十九

伤暑初起，恶寒发热，咳逆气喘，此素有痰饮，复挟暑秽。宜用温胆汤合苏子降气汤，清暑化痰也。

凡有痰饮，阳气必虚，加以暑秽乘袭，则痰动气升，肺失清降，故喘咳并作。用温胆汤以逐饮，苏子以降气，俾痰开气顺，则暑邪不攻自走矣。

【点评】本条论素有痰饮，复触暑邪证治。其人素有痰饮，痰湿必多，并见恶寒发热等表证，故用温胆汤合苏子降气汤，清暑解表，祛湿化痰。

伤暑条辨第二十

伤暑，发热咳喘，胸肋刺痛，痰中带血，此暑热壅滞，激伤肺络。宜用苇茎汤加沙参、川贝、新绛、旋覆花、杏仁等味，清肺和络也。

前条暑热动饮，此条暑热动血，故胸肋刺痛，咳痰带血。用苇茎汤加旋覆、新绛、沙参、杏仁、川贝，两清手太阴气血也。

【点评】本条论伤暑暑热伤及肺络证治。症见发热咳喘，胸肋刺痛，痰中带血，故主以苇茎汤，加沙参、川贝、新绛、旋覆花、杏仁清肺化痰，养阴和络。此法对其他肺热伤络而咳痰带血之证也可试用。

伤暑条辨第二十一

伤暑，发热头痛，泄泻不止，此肺邪下迫。宜用黄芩汤加葛根、豆卷、二苓、泽泻等味，清肺利湿也。

发热头痛，邪尚在表，而泄泻频频者，乃肺邪不解，下传大肠。因肺与大肠相为表里，原是一脏一腑也。盖邪既不能外解，势必直趋大肠而为泻利，即仲景《伤寒例》中三阳合病协热下利之义。故用黄芩之苦寒清肺，甘、芍之甘苦敛脾，其头痛者，加葛根以解表邪，合二苓、豆卷、泽泻分利膀胱也。

【点评】本条论伤暑肺邪下迫大肠证治。发热头痛者，邪在肺也；泄泻不止，暑邪协热下迫大肠。文中主以黄芩汤合葛根，仿葛根芩连汤之意，解表清里；加豆卷、猪苓、茯苓、泽泻，加强清暑祛湿作用。

伤暑条辨第二十二

伤暑，热不解，先泻后痢者，此腑邪传脏，热积气滞。宜用洁古芍药汤，加杏仁、厚朴、山楂等味；若转红者，为病进，更加当归、桃仁、地榆，清气和血也。

此言表邪已解，而泻渐转痢，是邪既入内，而腑邪传脏，最为凶兆。故用洁古芍药汤，借芩、连之苦寒以清湿热，榔、木之辛温以通气滞，合归、芍和血，楂、朴破积；若转红痢，乃气已转血，更加桃仁、地榆和营止血，所谓和其血而痢自止，调其气而后重除焉。

【点评】本条论伤暑腑邪传脏，暑热之邪下注大肠证治。症见暑热不解，先泻后痢，是湿热之邪壅滞大肠，气血失调也。故主以洁古芍药汤清热燥湿，调气和血，加杏仁、厚朴、山楂加强调气和血作用；若转痢红，更加当归、桃仁、地榆凉血化瘀以止血。

伤暑条辨第二十三

伤暑热不解，脘闷呕恶便泻，舌白罩灰，此胃阳不足，湿浊阻遏。宜用生姜、半夏、厚朴、通草、六一散通阳泄浊；热甚者，加黄芩、黄连，苦寒清热也。

此言中阳不振，暑秽内结，上呕下泻，胸脘痞闷，例宜生姜、半夏、厚朴辛温通阳，通草、六一淡渗泄浊；但舌白罩灰，发热烦躁，又为热邪内伏，加芩、连苦寒泄热，俾邪热解而胃阳复，则湿浊自祛也。

【点评】本条论胃阳不振，湿浊阻遏证治。脘闷呕恶便泻，舌白罩灰，是一派湿浊困中之候，故主以生姜、半夏通阳化浊，通草、六一散淡渗泄浊，上下一齐分消；热甚，加黄芩、黄连以苦寒清热燥湿。

伤暑条辨第二十四

伤暑，身有大热，而汗多口渴，舌黄神疲气喘，脉大而虚，此气虚挟暑。宜用清暑益气汤加熟石膏、鲜荷叶，扶正却邪也。

暑必伤气，故汗多；热则伤津，故口渴。证类白虎，而舌不甚赤，苔带微黄，脉似洪而虚软无力，乃虚中挟暑。非若热传阳明之汗多口渴，舌赤苔黄，脉洪有力者可比。兼之神疲肢倦，气逆烦躁，正《内经》所谓：脉虚身热，得之伤暑是也。用东垣清暑益气汤者，借参、芪、术、甘补中州，麦冬、五味生津液，合升、葛升阳，苓、泽泄湿，神曲、青皮疏脾气，石膏、黄柏清内热，此为升降疏补，表里上下，一齐分消之意。勿以药味之多而妄为增减，用其得宜，效如桴鼓也。

【点评】本条论气虚夹暑证治。症见身大热、汗多口渴、舌黄，甚类白虎汤证，但神疲气喘、舌不甚赤、脉大而虚，又非白虎汤证，是暑伤气阴之虚证。主以清暑益气汤升降疏补、扶正祛邪，加熟石膏、鲜荷叶兼清暑热也。

伤暑条辨第二十五

伤暑，身无大热，汗多神疲，嗜卧不食，舌黄溺赤，此暑湿伤阳。宜用清暑益气汤，益气利湿也。

上条虚中挟暑，身热汗多，故升降疏补之中，少杂苦寒，以清内热。此条暑湿伤阳，无热汗多，故不加清凉之味，再损中阳也。

【点评】本条论暑湿伤阳证治。上条气虚夹暑之证身有大热，本证身无大热，而舌黄溺赤，是暑湿在下之征。故主以清暑益气汤原方益气利湿。

伤暑条辨第二十六

伤暑日多，病仍不解，朝凉暮热，舌黄尖赤，口渴汗多，夜或昏谵，此热伤阴分，邪逗营中。宜用玉女煎加人参、元参、骨皮、柴胡、荷叶、青蒿、鲜菖蒲等味，育阴清营也。

暑热不解，而致朝凉暮热，此名潮热。状虽如疟，却无寒战，如潮之不愆其期，故名。甚至舌尖赤，而夜则昏谵，乃热伤阴液，邪逗营中，午后则卫气行阴，阴邪用事，所伏余热，乘时而动。故用玉女煎之石膏、知母清气分，生地、元参滋血分，青蒿、荷叶、柴胡透里邪也。

【点评】本条论暑热伤及阴分，邪留营中证治。症见朝凉暮热、舌黄尖赤、夜或昏谵，是暑热伤及阴液，邪留营中之象，故主以玉女煎加味，育阴清营、清暑透邪。

中暑条辨 十一条

中暑条辨第一

中暑头胀，恶寒身热，胸腹满闷，欲吐不吐，欲泻不泻，烦闷难安，此暑浊中胃。宜用食盐一撮，童便调服，用指探吐，以宣上焦也。

凡中暑秽，必先入胃，胃气阻遏，升降失宣，致不得吐泻，而烦闷不安，此属闭症，非吐不解。故用食盐一撮，放锅刀上烧红，冲入童便一杯调服，以指探吐，盖吐中即有发散之意也。况食盐、童便，性皆咸寒下降，才下咽而随即探吐，使邪仍从上散。吐后稍平，即以栀豉汤加杏仁、厚朴、扁豆和之，若吐泻不止者，即用藿香正气散祛秽化邪也。

【点评】本节论中暑初起阻遏胃气证治。本证为感受暑秽之邪阻遏中上焦而影响到升降功能，文中提出用食盐探吐，使在上焦之邪得以外达，可作为一种急救方法。临床每可选用方药，轻者如藿香正气散等，重则用玉枢丹、行军散之类。

中暑条辨第二

中暑发热，心下似烦，漾漾欲呕，此暑侵上焦，肺胃不和。宜用苏叶、藿香叶、白蔻壳、人中白等味，宣通肺气也。

古称有声无物谓之呕，有物无声谓之吐。然呕则在脾，吐则在胃。更有轧轧连声似噫气而短促者，谓哕，病亦在胃，即呃逆是也，乃胃败之象，《内经》所谓土败则其声哕也。又轧轧连声似呃逆而缓长者则谓噫，病在肝，即噫气是也。今邪犯上焦，未尽传胃，而漾漾欲呕，乃肺气不和。故用苏叶、藿香叶、白芷、蔻壳辛香轻薄，恰到肺位。兼用人中白者，因暑本浊邪，以浊攻浊也。

【点评】本条论暑浊侵犯上焦，肺胃气机失和而致呃逆证治。

文中指出该证是暑浊之邪侵犯上焦，欲传中焦而未传所致，故主以苏叶、藿香叶、白蔻壳、人中白等，芳香化浊，宣通肺气。此法对临床呃逆之证的治疗甚有参考意义。

中暑条辨第三

中暑，吐泻并作，吐既止而泻不止者，宜胃苓汤泄之；若泻止而吐不止者，宜黄连温胆汤和之。

既吐且泻，邪已分布，今吐止而泻不止，为上焦既清，而邪趋于下，用五苓以分泄，合平胃以驱湿；若泻止而吐犹未止，乃邪在中焦，用黄连温胆汤，苦降辛通，勿使邪结中焦，而成痞胀为要。

【点评】本节论暑浊之邪侵犯中焦证治。伤脾则泻不止，用胃苓汤祛湿而止泻；伤胃则吐不止，用黄连温胆汤苦降辛泄，清化湿热而止吐。

中暑条辨第四

中暑，吐泻不止，渐致肢厥汗冷，甚而转筋麻木。初起宜六和汤①；甚则四逆汤加吴萸、木瓜、姜汁炒川连等味，温胃制肝也。

凡暑中在脾，秋发则为疟痢，骤发则为霍乱。今吐泻不止，而致

---

① 六和汤：出自《医方考》，主治夏月饮食不慎，寒湿伤脾胃而引起霍乱吐泻，倦怠嗜卧，胸腹痞满，舌苔白滑。由砂仁、半夏、杏仁、人参、白术、甘草、藿香、木瓜、厚朴、扁豆、赤茯苓等组成，水煎服。

四肢厥逆，汗冷气衰，阳津阴液俱涸，气血营卫皆伤，霎时形肉顿瘪，转筋麻痹，皆气血不能运达四末，急宜大剂峻补中阳，仍兼和荣益气，以冀吐泻止而肢温汗敛，即是回阳之兆，若再疏泄，则投石下井矣。至于呕吐频频，药难下咽，阴盛于内，阳药拒格，故用四逆汤，加吴萸、木瓜平肝敛液，更用姜汁炒川连三四分，另煎取汁一杯，滴入药内饮之，俾以类相招，不致呕出，此即仲景白通汤中，加人尿、猪胆汁之意也。再按转筋霍乱，年来屡见，甚至如疫一般，同时并染，虽系人间病象，究亦天时所侵。盖大江以南，地卑气湿，其沿江濒海，雾露潮湿，甚于别处，故湿邪为患，四时多有，山岚瘴气，夏秋益倍。苟其人正气素虚，暑秽湿浊乘虚犯之，必由口鼻直趋中道，忽然胸腹闷痛，烦乱不安，且不得吐泻，甚至频频，而肢冷汗多，形肉顿瘪，且转筋麻木，此属脱症，宜用温补。盖既吐且泻，水谷倾囊，冷汗不止，气液外泄，致身中阳津阴液俱涸，气血营卫皆损，无以荣养筋脉，自然肢节拘挛，麻痹不仁并至矣。此时急宜大补，以附子理中汤温理中阳，合吴萸、木瓜舒筋泄肝；或以乌梅安胃丸去黄柏，倍用参、附，亦对症之良方。余遇是症，每用此汤，屡获奇效，较之四逆、理中汤更为合宜。

[点评] 本节论霍乱证治。文中提出该证是由暑浊伤及中州所致，吐泻不止可引起阳气外脱或转筋。四肢厥冷，冷汗出，为阳气外脱之象，急当温补阳气以固阳摄脱。至于文中所说初起用六和汤，系指吐泻初起时而言的，如已有阳气外脱之象，当用四逆汤加吴萸、木瓜、姜汁炒川连急救之。文中提到该病可见脘腹满闷，不得吐泻，甚至频频，肢冷汗多，形肉顿瘪，转筋麻木，似指真霍乱而言。对该病证的治疗，文中提出："急宜大补，以附

子理中汤温理中阳，合吴萸、木瓜舒筋泄肝；或以乌梅安胃丸去黄柏、倍用参、附，亦对症之良方……较之四逆、理中汤更为合宜"。临床上可参考使用。

中暑条辨第五

中暑吐泻，四肢逆冷，吐蛔者，用乌梅安胃丸，肝胃两和也。

按仲景谓蛔厥无阳症[①]。又厥阴篇云：气上撞心，饥不欲食，食则吐蛔者，亦由中阳大损，厥浊上泛而然。故蛔乃平人皆有，惟胃气调和，不得上涌，且邪不犯厥阴，亦不上出。兹因吐泻已多，四肢厥冷，中焦阳气大伤，厥浊乘虚上泛，故蛔自吐出。凡厥阴为病，必错杂不一，用药亦难纯粹，故用楝、连之苦寒降其逆，梅、芍之酸寒制其肝，又合椒、姜之辛辣驱其阴浊，参、归、桂、附之甘温温补真阳也。

【点评】本节论中暑吐泻阳气大伤而吐蛔者证治。本证与《伤寒论》中乌梅丸证相似，均是厥阴为病。但由于发于中暑吐泻后，中阳大伤，治疗除安蛔之外，当主以温胃补阳，所以在乌梅安胃丸中除用楝、连、梅、芍、椒、姜降逆止泻安蛔外，还用参、桂、附等温热之品温胃。文中所说这些药"温补真阳"，其实指温胃阳，且有安蛔之效。

---

① 蛔厥无阳症：今本《伤寒论》中无此语。唯《辨太阳病脉证并治下》有"脏结无阳症"一语，当系作者记误。

中暑条辨第六

中暑，吐泻后，汗多肢冷，舌润而黑，并不渴饮，此水极如火。宜用回阳急救汤，驱阴复阳也。

此条全以辨舌为要，不可以舌黑而遽为热极。盖凡黑而焦者，果火极如水。今吐泻之后，汗多肢冷，阴症昭然。况虽黑而润，并不渴饮，的是水极如火，系阴盛既剧，一线之阳，杳杳欲脱，非借六君子汤补中州，兼姜、附、归、桂，助阳驱阴，其不致危殆者几希矣。

【点评】本节论中暑吐泻后阳气外脱证治。本节所论，重在对该证的辨证，即虽见舌黑，但因质润而伴见汗多肢冷、口不渴饮，所以不能误作热证而投寒凉之剂，急当温阳救逆。

中暑条辨第七

中暑，吐泻后，身反热，舌焦赤无苔，口渴不欲食，此邪去阴伤。宜用《金匮》麦门冬汤加白芍、乌梅、谷芽、荷叶等味，两济其阴也。

吐泻伤阴，故身反热，舌干赤无苔，口渴不欲食，皆胃津大伤，不得化液上升。且胃为阳土，非柔莫济，故用《金匮》麦门冬汤，合乌梅、白芍之酸，谷、米之甘，化阴和阳也。

【点评】本节论中暑吐泻伤胃阴者证治。该证用酸甘化阴与甘寒养阴之品治疗，"两济其阴"是指滋养肺、胃两脏之阴。

中暑条辨第八

中暑之后，舌淡不渴，身痛，脉软，不食，此邪去阳伤。宜用黄芪五物汤①加麦芽、谷芽、木瓜、藿香等味，甘温扶阳也。

上条邪去阴伤，治以甘酸。此条邪去阳伤，主以甘温。况身痛脉软，表阳亦伤，故用黄芪五物合藿香、益智、麦芽、谷芽甘温之味固表扶阳，庶为合例。

【点评】本节论中暑吐泻后邪去阳伤者证治。中暑吐泻后既有伤阴者，也有伤阳者。本条所述是吐泻已止而阳气受伤者，所以主以甘温。本证尚见身痛，提示表阳伤而阴亦伤，阴伤而经络失其濡养，故在黄芪五物汤基础上，加麦芽、谷芽、藿香和胃，又加木瓜兼顾胃阴，并可养络。

中暑条辨第九

中暑，恶寒发热，肢节酸疼，头痛颈强。此暑风袭表，防发痉。宜用桂枝、杏仁、黄芪、防风、蒺藜、钩藤、海风藤、桑叶、防己、地龙等味，祛风宣络也。

夏间暑炎，汗多气泄，风邪易袭，以致头痛项强，恶寒发热，骨节不和，乃虚中挟风，故宜桂枝、黄芪固表，防、杏、二藤、地龙、桑叶祛风，俾表和风息，则不致延为痉厥之患。夫痉者，仲景原有刚

---

①　黄芪五物汤：似指《金匮要略》黄芪桂枝五物汤。

痉、柔痉之异，犹恐后人虚实难明，故以有汗、无汗为辨。然愚意言之，无汗恶寒发热，头项强痛，手足抽搐，角弓反张，此风自外来，即无汗为刚痉也。更有吐泻之后，或产后血虚，或热极伤津，汗多液亏，而身热口噤，头摇直视，抽搐反张，斯风自内作，即有汗为柔痉也。是则风有内外，病有虚实。外来者，宜散宜清，内作者，宜柔宜补。宜清宜散者，用小续命汤加减；宜柔宜补者，用复脉汤加减。此为治痉之权衡，明理者裁之。

【点评】本节论感受暑风在表的证治。通常所说的暑风是指暑热犯于肝经而引起的动风之证。但此处的暑风是指夏暑时的外风，如叶天士在《临证指南医案·暑》中也有"暑风必挟湿""暑风外袭，肺卫气阻"等论述。陆氏在自注中提出夏月感受风邪多为虚中夹风，所以用药除了防风、蒺藜、钩藤、海风藤、桑叶、防己、地龙等祛风药外，还用黄芪、桂枝固表。文中对刚痉、柔痉提出了自己的见解。以有汗、无汗为辨，并提出风有内外，病有虚实：无汗恶寒发热，头项强痛，手足抽搐，角弓反张，即为刚痉，为实证；在吐泻之后，或产后血虚，或热极伤津，汗多液亏，而身热口噤，头摇直视，抽搐反张，即为柔痉，为虚证。但此说与《金匮要略》中所说的刚痉、柔痉含义并不相同。

中暑条辨第十

中暑过汗，肢冷脉微，息淹神疲，状如欲脱，小便黄赤，此湿留气脱。宜用归芪建中汤，加赤苓、车前、滑石、萆薢等味，护阳利湿也。

汗多肢冷，脉微神倦，气脱之象已著，但小便黄赤，则湿热内蕴之形昭然。故用归芪建中护阳气，合车前、赤苓、滑石、萆薢清湿热，庶得邪正两清之妙，若一路扶补，则湿热愈盛，慎之可也。

【点评】本条论中暑湿留气脱证治。中暑过汗，伤阴脱阳，症见肢冷脉微、息奄神疲，属阳气欲脱之象；但小便黄赤，此是湿热内蕴之象。故用归芪建中汤加味，护阳气利湿热。

中暑条辨第十一

中暑，汗之清之，旬外不解，渐致神迷，默默不知饮食，面反淡，肢反冷，脉微如丝，身僵如死，此邪入厥阴，与血沉混。宜用吴又可三甲散加柴胡、僵蚕、广郁金、鲜菖蒲、连翘心、元参心、紫雪丹等味，从血透表也。

此邪热入络，与血混淆，非清凉攻泻可解。故宜土炒山甲、醋炒鳖甲、酒浸地鳖虫，俾潜窜入络，以攻隐伏之邪，合柴胡、僵蚕、紫雪丹，疏透宣泄，由内达表。用得其宜，可救万一，否则几无法矣。

【点评】本条论中暑邪入厥阴证治。其论源于《温疫论》中主客交篇，治用三甲散加味，所加药物甚切临床实用。

中热条辨 八条

中热条辨第一

中热，卒然昏倒，人事不知，口角流涎，目闭手撒，此热冒心神，阴不上承。宜用大蒜数枚，打烂取汁，和醋灌之，并移置凉处，即苏。宜用洋参、麦冬、莲子、竹叶、鲜菖蒲、远志、黄连、益元散等味，清心安神也。

凡夏暑炎蒸，经营担荷，仆仆长途，赤日傍午，曝烈酷逼，卒然昏倒，不知人事，目闭手撒者，此不可即以凉水灌之，恐致热气攻心而死。宜用大蒜数枚，打烂取汁，和醋灌下，再移置凉处，以手掬道上热土，围于脐之四旁，令人溺尿于脐中即苏。苏后宜清心安神，将洋参、麦、莲、菖、远、黄连、竹叶、益元散，服之神清即愈。

[点评] 本节论中热证治。文中所述的中热即现代所说的中暑，为感受暑热之邪而突然昏倒的一种急证。救急的方法除可用大蒜汁和醋灌服，还应采取降温措施，包括文中所说的放置在凉爽之处。至于所用方剂，是在急救之后，神已清时所用，有祛暑清心安神之效。临床对本证的治疗，可配合针灸，或用行军散、安宫牛黄丸之类以开窍。

中热条辨第二

中热卒倒，语言不清，心神恍惚，此《内经》所谓煎厥。宜用天

王补心丹加龙齿、牡蛎，镇神摄阴也。

凡暑热之际，忽然昏倒，语言不清，心神恍惚，状如中风，正《内经》烦劳则张，精绝辟积于夏，令人煎厥之谓。宜用补心丹清心，合龙齿、牡蛎镇神，不致内闭外脱，庶几可望有成。

【点评】本条论中热煎厥证治。症见突然昏倒、语言不清、心神恍惚。《内经》中有"阳气者，烦劳则张，精绝，辟积于夏，使人煎厥"之论，与本证相似。用药主以天王补心丹加龙齿、牡蛎以镇神摄阴。是否得当，尚可进一步探讨。

中热条辨第三

中热，脉大身热，口渴汗多。此热伤元气，宜用人参白虎汤①，甘寒养正也。

凡身虽大热，而不恶寒，口渴汗多，脉形洪大，此东垣所谓脉虚身热为伤暑也。用白虎汤之石膏、知母清胃热，参、甘、粳米养胃津，则不致燔灼伤阴矣。

【点评】本条论中热阳明热盛、热伤正气证治。症见脉大身热，口渴汗多，而其脉必大而无力。其自注中有云："脉虚身热为伤暑也"。故主以人参白虎汤，清热扶正。

中热条辨第四

中热后，神虽清，而懒言倦卧，朝凉暮热，夜则谵语，此热留胆

---

① 人参白虎汤：《伤寒论·辨太阳病脉证并治上》原作"白虎加人参汤"。

中，营热被灼。宜用清骨散①加鲜菖蒲、广郁金、益元散等味，清营却热也。

中热之后，倦卧懒言，乃病退之象；但朝凉暮热，夜则谵妄，是余热逗留，营络被灼。故用清骨散，清营却热，兼菖蒲、郁金、益元散，宣窍除邪，庶为合法。

【点评】本条论中热后，余热留恋，营分被灼证治。症见朝凉暮热、夜则谵语，是邪热留恋营分之象。主以清骨散，加鲜菖蒲、广郁金、益元散等，以育阴清营、化浊退热。

中热条辨第五

中热后，舌绛芒刺，腐点如疳，寐则谵语，醒则神清，此热毒蕴结，营络未清。宜用导赤散加犀角、绿豆壳、人中白、鲜菖蒲、辰砂、灯草等味，清营解毒也。

此条与前条相似，惟兼舌绛腐疳芒刺，乃余热化毒，蕴结心胞。故用导赤散加犀角、灯草、绿豆壳、人中白、菖蒲、辰砂清心解毒，勿致热毒蔓延，变生腐蚀之累为妙。

【点评】本条论中热后，余热化毒，蕴结心胞证治。症见舌绛芒刺、腐点如疳，是余热化毒之症；寐则谵语，醒则神清，热毒欲传心胞之象。故主以导赤散，所加之药有清营凉血、解毒化浊之效。

---

① 清骨散：方出《证治准绳》，由银柴胡、胡黄连、秦艽、鳖甲、地骨皮、青蒿、知母、甘草组成，功效为清虚热、退骨蒸。

中热条辨第六

中热神清，能食便闭，目瞑不寐，而多惊惕，此热留胆络，营卫失度。宜用秫米半夏汤加羚角、丹皮、姜汁炒枣仁、酒浸郁李仁、猪胆皮、龙齿、蒺藜等味，清胆热而下肝系也。

能食神清，病退之象。溺赤便闭，目瞑惊惕，乃热延胆络，肝系横急。《灵枢》所谓：卫气行阳二十五度，行阴赤二十五度，一日一夜周于一身。又云：卫气行阳则寤，行阴则寝。乃但行于阳，则阳跷盛，而不得入于阴，则阴气衰，故寤而不寐，目瞑惊惕不宁。因胆热肝横，胃失冲和，营卫失度，仿《内经》秫米半夏和胃气之升降，枣仁、郁李、龙齿，下肝系以镇惊，羚角、猪胆、丹皮，清胆热而泄火风为妙。

【点评】本条论中热后，余热留恋胆腑证治。症见目瞑不寐，而多惊惕，是热扰胆腑之症；能食便闭，是胆热气逆，津液不下之象。故仿秫米半夏汤之意，所加诸药有清胆降逆、凉血润肠之效。

中热条辨第七

中热，汗大泄，口大渴，身大热，气喘神倦，脉虚且大，并不鼓指，此热伤气分，阴不恋阳。宜用人参、黄芪、白术、麦冬、五味、地骨皮、甘草、生地、牡蛎、白芍等味，甘温除热也。

汗多口渴，身热气喘，神倦脉大，既非外感之形，又无内伤之象，显系热伤气分，阴乏恋交，阳遂上冒。仿东垣甘温能除大热，故用人参、黄芪、白术、甘草甘温益气，生地、牡蛎、五味、白芍咸寒固阴，俾阴阳交固，而大命回于顷刻焉。

【点评】本条论热伤元气证治。汗大泄、口大渴、身大热，证似白虎汤；但气喘神倦，脉虚且大，并不鼓指，是气虚阳将欲脱之象。故仿东垣补中益气汤之意，益气固阴，甘温除热。

中热条辨第八

中热，汗大出，口大渴，心中恶热，肢冷脉微，神疲倦卧，时或烦躁，此因热伤阳，阴失交恋，气脱之候将至。宜用十四味大建中汤，护阳摄阴也。

上条脱证未现，此条脱形既著，故肢冷脉微，若更烦躁，是立危矣。故用十全大补加附子、麦冬、苁蓉，阴阳并补，庶几枢纽复续，而转危为安也。

【点评】本条论热伤元气阳气欲脱证治。文中论阳脱之象已明显，故主以十四味大建汤补气回阳，育阴固脱。

伏暑辨论

　　尝观医书林立，并无伏暑之名。惟《己任编》①有秋时晚发，以感证之法治之一语，因著伏暑之称。盖人于盛暑之际，汗泄气疏，百节弛张，设或有隙，邪乘虚入，《内经》所谓至虚之处，便是容邪之处也。又云：春伤于风，夏必飧泄；夏伤于暑，秋必发疟；秋伤于燥②，冬生咳嗽；冬伤于寒，春必病温。可知四时伏气，皆能为病。即伏寒、伏风、伏燥，皆可与伏暑立名主病。故春温为冬令之伏寒，肠风为春令之伏风，疟痢为夏间之伏暑，咳嗽为秋天之伏燥，以类而推。古人治病立法，良有以也，惜后人习焉不察，漫不关心耳。予苦心斯道，廿载虚名，何敢妄为议论。特前贤既启其端，后人未穷其旨，聊为引伸，以备菶菲之遗，庶可测伏暑之有由名。且不但可测伏暑之有由名，更可测伏暑之有由病，而有由治焉矣。

　　【点评】本节为伏暑大纲，论述伏暑病名的来由及伏气为病的概念。文中提出伏暑之名首见于《医学己任编》，实际上在宋代《太平惠民和剂局方》、明代《医学入门》等书中均有伏暑之名，

---

　　①　《己任编》：指清代杨乘六所编的《医学己任编》，成书于 1725 年。书内收录了高鼓峰《四明心法》和《四明医案》、吕用晦《东庄医案》、董废翁《西塘感症》医学著作四种。

　　②　燥：《内经》原文作"湿"。

明代王肯堂《证治准绳》中更明确提出:"暑邪久伏而发者,名曰伏暑"。文中所说四时伏气皆能为病,是为说明伏气概念并非只有伏暑才有。

伏暑条辨 二十八条

伏暑条辨第一

伏暑秋发,头痛无汗,恶寒发热,身痛,胸腹满闷,或吐或泻,此新感外邪,引动伏暑。宜用香薷饮合正气散,表里两和也。

此伏暑之提纲。凡夏间伏暑,因遇秋令凄怆之寒,袭于腠理,致内邪亦为引动。故无汗头痛身疼,发热恶寒,系新感之见证,病尚在表。胸腹满闷,吐泻交作,系伏暑之发动,病涉在里。大凡看法,须辨明新感与伏邪,何有何无,孰轻孰重。故用香薷饮合正气散者,借香薷、藿香、苏叶、芷、桔之苦辛走表而散新邪,夏、朴、陈皮、大腹、神曲之辛温理中而疏伏邪,则内外通彻,邪自疏泄矣。

【点评】本节论伏暑初起证治,为伏暑之提纲。文中提出伏暑的发生是"内邪为外邪引动",也就是"新感引动伏邪"。故既有苦辛解表以散新感之品,又用辛温理中而疏伏邪之药。临床上本方对于夏秋感受暑湿之邪而外感寒邪致吐泻并有表证者也能适用,未必一定要用于伏暑初起。

伏暑条辨第二

伏暑，微恶寒发热，呕恶泄泻，脘闷舌白，此伏邪内动。宜用藿香正气散，疏滞利湿也。

此发明伏邪之异于新邪。既无头痛身疼，则表邪甚微；而恶寒发热，脘闷吐泻，为伏邪发动，并无新邪勾引也明矣。非借藿、朴、苏叶、白芷、陈、腹、夏、曲以祛秽疏泄，则恐邪无泄越，蔓延传变焉。

【点评】本节论伏暑泄泻证治。因本证表邪甚微，其泄泻为在里伏邪所致，故主用藿香正气散，芳香化湿。本法对夏秋之时感受寒湿而泄泻者也可用，未必只用于暑邪内伏而病者。

伏暑条辨第三

伏暑热不解，咳逆欲呕，烦闷泄泻，此伏邪弥漫三焦。宜用苏子降气汤合六一散，加通草、赤苓等味，通泄三焦也。

此言热不解，而伏邪传变，逗留肺胃，则咳而欲呕；盘踞中焦，则脘闷不舒；奔迫下趋，则泄泻无度。是邪既弥漫三焦，上下交争，故用苏子降气宣肺胃，六一、通、苓分水道，则上下三焦，得一齐通泄，不致留邪变患为妙。

【点评】本节论伏暑热不解，伏邪弥漫三焦证治。咳而欲呕，为邪在上焦；脘闷不舒，属中焦受邪；泄泻无度，系邪犯下焦。究其所说之邪，实属湿热之类，故所用之药以清利湿热为主，尤以祛湿为要。文中所用苏子降气汤加六一散、通草、赤苓，有宣上、畅中、通下，三焦一齐分消之效。

伏暑条辨第四

伏暑热渐甚，咳逆不眠，胸胁刺痛，痰多舌白，此痰滞肺络，肺气失降。宜用旋覆花、新绛、枳壳、桔梗、桑皮、薏仁、苏子、降香、枇杷叶、芦根、滑石等味，降气通络也。

上条热不解，而传布三焦；此条热不解，而邪与痰冱①，阻滞肺络。若不通调，恐致痿痛缠绵。故用《金匮》旋覆花汤，借新绛、青葱，一通气分，二通血络，再兼枳、桔、桑皮、苏子、降香开肺降气，苡仁、枇杷叶、芦根、滑石甘淡之味，清热泄湿也。

【点评】本节论伏暑邪痰交缠，阻滞肺络证治。热渐甚，与痰互结，阻滞肺气宣降，引起咳甚不眠、胸胁刺痛。故从《金匮》旋覆花汤之意，清肺化痰，降气通络。

伏暑条辨第五

伏暑发热，喘不得卧，痰嘶胸板，此暑滞肺络。宜用葶苈大枣汤合六一散、枇杷叶等味，彻清肺饮也。

上条胁痛痰多而咳，此条胸板痰嘶而喘，病甚深于咳矣。虽喘有虚实之分，治有肺肾之异。今由伏暑内发，身热胸板痰嘶，其候舌必

---

① 冱(hù 户)：凝聚、凝结。

黄腻，脉必滑数，溺必黄赤，体必丰盛，斯为肺实，故宜葶苈苦寒以泻肺热。然古人犹恐损胃，合大枣之甘以缓之，得渐驯以除上焦饮。凡用葶苈而不用大枣者，未识仲景之心法也。再兼六一、枇杷叶，清气利湿也。

【点评】本节论伏暑邪滞肺络证治。喘不得卧，痰嘶胸板者，是邪热壅滞，伤及肺络，痰饮聚肺，属喘之实证。故用葶苈大枣泻肺汤加味以泻肺逐饮、清气利湿。

伏暑条辨第六

伏暑恶寒发热，乍有乍无，或轻或重，如疟非疟，舌白脉大。此暑必挟湿，熏蒸黏腻之邪，伏于肺胃。宜用温胆汤加杏仁、通草、青蒿、黄芩等味，通胃泄邪也。

凡伏暑湿，亦有轻重之分。其重者，势难延缓，乘时窃发；其轻者，直至露冷气肃，金飙飒爽，阳气渐收，腠理渐闭，所伏之邪，遂无隙可容，然后发出。其见症如疟非疟，或有微寒，或单发热，但无六经之可辨，无表里之可分。其舌白，其脉大者，正虚湿盛也明矣。若不从中驱泄，必致变成疟患。故用温胆汤通胃腑，加杏仁、通草清肺泄湿，黄芩、青蒿清气泄肝，则邪可尽解也。

【点评】本节论暑湿之邪内伏于肺胃发病证治。伏暑初起多有类疟者，属暑邪夹湿，浊邪伏于肺胃之间，阻滞气机升降。故用温胆汤加味，燥湿化浊、清肺疏气。临床上本证也可用《通俗伤寒论》中的蒿芩清胆汤以清泄少阳之邪。

伏暑条辨第七

伏暑热甚，烦躁昏谵，至夜更甚，舌燥脉数，此邪传入里。宜用沙参、甜杏仁、花粉、川贝、桑叶、细生地、鲜菖蒲、连翘、益元散等味，两清营卫也。

此言伏邪不解，渐化为热也。烦躁昏谵，夜则尤甚，乃由卫入营，从阳转阴。故舌必渐燥，脉必渐数。邪既入里，徒清表分，无益于事。惟用沙参、杏仁、川贝、花粉、生地、桑叶、连翘、菖蒲、益元散，清气凉血，不致传陷入血，可免昏痉之变。

【点评】本节论伏暑卫分之邪内传营分证治。症见烦躁昏谵，至夜更甚，舌燥脉数，显属邪已入营分。文中提出用两清营卫法，并用桑叶等疏卫表之品，提示卫分症状尚未全罢。在文中所说"清气凉血"应是清气凉营之义。

伏暑条辨第八

伏暑烦热，舌赤神昏谵妄，此邪已入营。宜用玉女煎加羚角、元参、沙参、鲜石斛、鲜菖蒲、牛黄丸等味，清营透邪也。

上条将欲传营，此条已传营分。故为热而烦乱，舌赤昏谵，非用玉女煎之生地、石膏、知母、麦冬、沙参、元参、菖蒲、郁金、牛黄丸清营透邪，必致热陷入血，而成痉厥之险焉。

【点评】本节述伏暑邪入营分证治。因已见舌赤神昏谵妄，所以本证为邪已传入营分无疑。但从用药来看，用玉女煎加味。其中有石膏、知母等清气药，又有生地黄、麦冬、玄参凉营滋阴之品和牛黄丸开窍等，提示所治病证实属气营两燔、邪闭心包，而非单纯的邪在营分。故文中所说的"清营透邪"实际应为"清气凉营、清心开窍"。

伏暑条辨第九

伏暑，舌焦尖绛，昏谵妄笑，脉促，斑紫，肢体振颤，此邪已入血，热动风生。宜用犀角地黄汤加元参心、连翘心、鲜石斛、鲜菖蒲、紫草、竹叶、至宝丹等味，凉血化邪也。

凡营热不解，必致入血。舌黑尖绛，斑紫昏谵，血热已极，热极则阴损阳亢，风由振动，故肢体颤摇，将欲变痉。必用犀角、生地、丹皮、赤芍、紫草凉血清热，合连翘、元参、菖蒲，石斛化斑养津，兼竹叶、至宝清心镇神，不致痉厥，便为佳兆。

【点评】本节论伏暑邪热入血，热极生风证治。血热生风，可用犀角地黄汤加味，有凉血清心、育阴化斑之效。

伏暑条辨第十

伏暑妇女，舌绛口渴，脉数而涩，经水适来适断，寒热如疟，昼则明了，夜则谵语，此热入血室。宜用小柴胡汤加山楂、归尾、赤芍、桃仁、丹皮等味，破血透邪也。

凡热入血室，《金匮》论之最详。血室者，即血海也。本属冲脉，隶于阳明。《内经》所谓冲为血海，任主胞胎。又谓冲脉起于中极底，循少腹，上至胸中而散。任脉亦起于中极底，循毛际，绕阴器，入少腹，上环口唇，荣于髭须。故妇女无须者，以任脉之血下泄，不能上荣于口唇也。督脉亦由中极挟腰循脊，上至巅顶。此冲、督、任三脉，皆会于下极，而分行于背腹。故督脉行于身之背，任脉行于身之腹，冲脉行于背腹之中。其天癸盈余，诸路之血，皆贮于血海，而能蓄泄有常者，以任脉为之担任，督脉为之总督，带脉为之收束。更有阳维、阴维，维持阴阳于身之前后。阳跷、阴跷，跷健机关于身之左右。故能蓄则有度，泄则有期，与月盈亏，循序流行，不失其常，谓之为经。若血海无权，任督失司，则或崩漏无休，或蓄结不行。至于血之蓄泄，或寒或热，皆能为患。故伤寒蓄血，六经皆有，不独膀胱与胸腹间也。盖凡风寒暑湿之来，必先阳经，而后他传。阳经者，在表、在卫、在气，渐传于血。故妇女之病，有值经水适来，病发适断者，因热与血洄，反不得行也。如太阳初起之头痛发热，恶寒无汗，便有鼻衄、肌衄，此太阳经之邪干血分也。宜以开泄透汗，不可因见血而遽用寒凉，反成血结胸等症。若少腹硬痛，小便自利，大便黑色，身热烦躁，谵语如狂，此太阳腑病，而蓄血膀胱也。仲景先师，恐后人误认热结膀胱，故以小便不利者为热结，小便自利者为蓄血。例用桃仁承气汤，一解太阳，一破瘀血。又阳明初起之目痛、鼻干、不得卧，而致鼻衄吐血，此阳明经之邪干血分也，宜以两清气血，不可因汗少而更大发之。如少腹硬痛，小便自利，上为结胸，或吐血，下为腹痛，或便血，身热狂妄，状如神附，此阳明腑病，而蓄血冲脉也。宜用犀角地黄汤，一清阳明，一祛瘀血。又少阳之额痛胁疼，寒热耳聋，呕苦，而致鼻衄咳血，此少阳经之邪干血分也。宜以小柴胡汤清泄胆络，不可因见血而妄投滋腻。如有少腹痛，小便自利，大便黑色，昼则明了，夜则谵语，寒热如疟，此少阳腑病，而蓄血肝络也。宜用陶氏小柴胡汤加生地、归尾、桃仁、山楂、丹皮，一清少阳，一破瘀血。以上皆论三阳经之经病腑病，蓄血见症也。至热邪传入三阴，则少阴心主血，太阴脾统血，厥阴肝藏血。邪既入血，则热与血凝，势难清化，必致舌绛神昏，昼明夜剧，状如邪祟，宜用犀角地黄汤加郁金、菖蒲。甚则腹痛便黑，仲景用抵当汤，以攻热破瘀，庶几可以两解矣。然此证不特妇女，即男子亦有诸。至于治法，大约相等。以蓄血一症，概用小柴胡加破血之品，如或不应，视为无法，竟置束手，医者咎焉，愿有鉴于是者。

予于道光十九年春，有舵工张姓者，自三月间温病愈后，饮食如常，惟腰间作痛，始疑病后肾虚，投以补肾，其痛益甚，转邀外科，认为肾俞发，而投阳和汤数剂，病仍不减，且无肿形。其痛每甚于午后，剧于戌亥，呼号不绝，直至天明，其痛若失。一月以来，无所不至，而痛仍不减。此时阅喻氏《医门法律》至《寓意草》中，有病腰痛，将成偻废一案。嘉言谓热邪逗留太阳经脉，与血凝滞，结于腰间，即用桃仁承气数服而安。读之恍然大悟，如法投治，果获痛愈。此太阳经血结之一症也。后有外甥范姓者，湿温病后，亦腰痛异常，曾服补肾不应。予即用安桂、桃仁、山甲、归须、旋覆、新绛等味，二剂顿愈。此可见为医者，必旁搜博采，以广见闻，则勿贻管窥之消矣。

【点评】本节论伏暑热入血室证治。其证治内容主要来自叶天士《温热论》，并论及蓄血的证治，所论甚是。

伏暑条辨第十一

伏暑，但热无寒，一日一发，口干舌赤，汗多脉数，此名瘅疟。

宜用玉女煎加沙参、竹叶等味，甘凉养阴也。

此《内经》所谓阴气先伤，阳气独发，但热无寒，是名瘅疟。喻嘉言主以甘凉养阴一法，深造仲景之堂矣。

【点评】本节论伏暑瘅疟证治。《素问·疟论》："但热而不寒者，阴气先绝，阳气独发，则少气烦冤，手足热而欲呕，名曰瘅疟。"故但热无寒，是瘅疟之主症，文中引喻昌《医门法律》甘凉养阴法，主以玉女煎加味。

伏暑条辨第十二

伏暑，微寒多热，头痛身疼，烦冤①欲呕，此名温疟。宜用桂枝白虎汤②加杏仁、厚朴等味，清肺透邪也。

此《内经》所谓寒少热多，烦冤欲呕，骨节疼痛，是名温疟。宜用石膏、知母清肺胃，甘草、粳米养胃津，加桂枝引肺邪以达皮毛。其本方下自注云：一剂知，二剂已。由此推之，仲景原有白虎加桂枝以止温疟。至景岳加葛根则名葛根白虎，加柴胡则名柴胡白虎，以治阳明、少阳二经之疟，亦深得仲景心法也。

【点评】本节论伏暑温疟证治。关于温疟的临床表现，在《素问·疟论》中说："先热而后寒也，亦以时作。"在《金匮要略·疟病脉证并治》中说："身无寒但热，骨节疼烦，时呕。"但既谓温疟，则以寒少热多，烦冤欲呕为主症，方用桂枝白虎汤加味以清肺透邪。

---

① 烦冤：烦躁愤懑。
② 桂枝白虎汤：《金匮要略·疟病脉证并治》作"白虎加桂枝汤"。

伏暑条辨第十三

伏暑，但寒无热，一日一发，汗冷舌白，脉虚溺赤，此名牝疟。宜用桂枝汤合柴胡汤，扶阳止疟也。

凡疟来但寒无热，汗冷舌白，阳虚之象昭然，故名牝疟。牝者阴之谓也。其用桂枝汤以护阳，柴胡汤以止疟，亦得仲景之妙义焉。

【点评】本节论伏暑牝疟证治。《金匮要略·疟病脉证并治》："疟多寒者，名曰牝疟。"《三因极一病证方论·疟叙论》进一步提出其临床表现："病者寒多，不热，但惨戚振栗，病以时作，此以阳虚阴盛，多感阴湿，阳不能制阴，名曰牝疟。"故但寒无热是牝疟之主症。文中用桂枝汤合柴胡汤以护阳止疟。

伏暑条辨第十四

伏暑，先寒后热，汗出则解，逾时再寒，舌白脉弦，此名阴疟。宜用小柴胡汤加草果、知母、乌梅、杏仁、蜀漆等味，两清太阴、少阳也。

凡疟来先寒战而后发热者，因阴与阳争，阴胜则寒；阳与阴争，阳胜则热。今逾时而再寒者，其阴邪未泄，阳气未和，且舌白脉弦，乃阴盛之状，亦名阴疟。宜用柴胡、黄芩泄少阳，合半夏、甘草、草果、乌梅、知母、蜀漆温太阴，俾少阳、太阴之邪两清，则疟自止矣。

【点评】本节论伏暑阴疟证治。所谓阴疟是少阳、太阴同病，主以小柴胡汤加味。但文中提出该法是两清太阴、少阳，似欠妥，实为和解少阳和温太阴之合法。

伏暑条辨第十五

伏暑成疟，每日一发，过一日，则迟一时，十二经络循环无休，此名鬼疟。宜用桂枝汤合柴胡汤，加龙骨、牡蛎扶正却邪也。

此言疟发，过一日则迟一时，转辗循环，无有休息。斯邪不在脏腑，而在经络，故其发必由营卫循行，周流不息。而名鬼疟者，以日迟一时，刻无参差，如有神附故也，宜用桂枝汤合柴胡汤，护阳泄邪，仍兼龙骨、牡蛎镇神却邪，毋使邪盛正虚，而迁延岁月也。

【点评】本节论伏暑鬼疟证治。文中用桂枝汤合柴胡汤加龙骨、牡蛎，扶正祛邪。但本文所论的病证在临床上难见，故不敢妄议。

伏暑条辨第十六

伏暑，疟发间日，或早或晚，脘胀脉弦，舌淡便溏，此太阴疟也。宜用清脾饮加鳖甲、青蒿、神曲等味。温脾理邪也。

凡疟邪之来，必由四末以扰中宫，发虽间日，脘胀脉弦，舌淡便溏，是脾阳大伤，木乘所胜，将延肿满。故用白术、厚朴、半夏、茯苓、陈皮、神曲、草果温太阴，兼柴胡、青皮、鳖甲清厥阴也。

【点评】本节论伏暑太阴疟证治。临床见脘胀脉弦，舌淡便溏，是脾虚肝横的表现。故用清脾饮加味，温脾祛邪。

伏暑条辨第十七

伏暑，三日一疟，或临夜分，面黄食减，腹膨便溏，脉弦，此厥阴疟也。宜用吴又可三甲散合清脾饮，理脾疏肝也。

疟已成三，更值暮夜，是邪伏三阴，最为深邃，虽属肝邪，久必伤脾，若见面黄食减，腹胀便溏，乃脾受其所不胜，而正气伤也。若不扶脾，必滋胀满。故用清脾饮理脾疏肝，合吴氏三甲散，以搜逐隐伏之邪，则脾元渐复，肝邪渐泄，疟不攻自止矣。

【点评】本节论伏暑厥阴疟证治。本证较上节所述脾虚肝横证病情进一步深入，属厥阴受邪。治用吴又可三甲散合清脾饮，疏肝理脾，搜络透邪。

伏暑条辨第十八

伏暑，疟久缠绵，邪无出路，胁下结瘕，此名疟母。宜用鳖甲饮子、鳖甲煎丸，消痞治疟也。

此言疟邪深伏厥阴，结瘕胁下，是为疟母。以胁乃少阳胆经所历之处，疟邪初犯，必由少阳渐传厥阴，久必入络，遂与痰气交凝，凝聚成形。非用鳖甲、地鳖虫、僵蚕、山甲之飞升走降，贯窜经络，则恐不能搜剔幽隐，升泄潜踞。又兼柴胡、川芎、归须、射干、桃仁，为升降疏泄，四法具备，则邪无可容，势必越出耳。以上诸条，都因伏暑而成，故兼收之。学者当更以疟症门，兼参之可也。

【点评】本节论伏暑疟母证治。疟久不愈所致疟母治用鳖甲饮子、鳖甲煎丸，理气化瘀，搜邪消痞，是属正法。

伏暑条辨第十九

伏暑痢积，色白腹痛，里急后重，舌白呕恶，此邪伏脾胃。宜用藿香正气散加山楂、木香、槟榔、车前等味，理脾逐湿也。

凡暑伏募原，外感客邪而发者，名为疟症；内伤生冷而成者，名为痢疾。先贤所谓暑邪在脾，不疟则痢，不痢则疟。今痢下白积，而兼腹痛，舌白呕恶，乃冷湿伤脾，虽有里急后重，先宜理气分消。故用正气散加山楂、木香、槟榔、车前，温脾理湿，分利膀胱，使不酿延血分，而转成赤痢焉。

【点评】本节论伏暑白痢证治。症见痢下色白，腹痛，里急后重，舌白呕恶，是寒湿阻遏肠胃气机之象，故用藿香正气散加味，芳香理气，温脾除湿。

伏暑条辨第二十

伏暑痢积，色赤腹痛，里急后重，此由气伤血。宜用洁古芍药汤，调气和血也。

上条痢下白积，专伤气分，只宜理气；此条痢已转赤，伤及血分，非但理气可效。故用洁古芍药汤，借芩、连苦寒清里热，槟、木辛温通气滞，归、芍、桃仁和营止血，大黄、肉桂温通积滞，所谓和其血而痢自止，调其气而后重除焉。再按痢者，古称滞下，又名肠澼。都由夏秋之间，暑湿伤脾，阻遏气机，蒸逼蕴酿，而致气不宣化，邪无出路，奔迫大肠，而黏结滞下也。故初起便兼肠脂浊垢交结而下，不拘赤白，总有里急后重腹痛下垂之患。然腹痛之中，务要辨明虚实。其痛随便减者为实，宜通之；如痛不随便减者为虚，宜补之。里急之状，亦有虚实。以欲痢之时，腹先如垂，故名里急。其急随痢减者为实，宜疏通为主；如急不随痢减者为虚，宜固补为先。后重之状，亦有虚实。以痢后不爽，肛门如坠，故名后重。其实者，因邪火窘迫，宜苦寒以清之；如虚者，以液枯气陷，宜甘温以补之。学者当于气血虚实之间，谛审其的。温清补泻之法，用得其宜，灵机活泼，在乎其人耳。

【点评】本节论伏暑赤痢证治。症有痢赤腹痛、里急后重之典型症状，故用芍药汤，清热燥湿、调气和血。但其腹痛、里急、后重之中，务要辨明虚实。文中所说"和其血而痢自止，调其气而后重除"，是为治痢之大法。

伏暑条辨第二十一

伏暑，痢兼赤白，腹痛窘迫，闻谷欲呕，此名噤口。宜用生姜泻心汤加石莲肉、乌梅、白芍等味，苦辛泄降也。

凡痢称噤口，最为险候，俗言吃勿死的泻痢，信然也。然亦有虚实之分。如痢色清淡，口不甚渴，舌白脉软，身无大热，而食入呕恶，此属虚寒。宜用泻心汤之姜、连苦辛通降，参、草甘温养胃，加梅、芍酸收制肝，石莲苦寒坚阴，且得苦辛甘酸之味，而无拒格之患。若痢色浓秽，舌黄口渴，脉滑或数，发热痛甚，而闻谷欲呕，此属实热。宜用芩、连苦寒以降其逆，白芍、秦皮以和其肝，山楂、厚朴以疏其滞，大黄、芒硝以攻其积，车前、赤苓以分水道，则积滞祛而邪火退，其痢自止。

【点评】本节论伏暑噤口痢证治。文中提出噤口痢需分虚实而治，有属虚寒，有属实热，甚是。

伏暑条辨第二十二

伏暑，痢兼五色，腹痛里急，不食，神疲脉弦，此名五色痢。宜用东垣补中益气汤，加禹粮石、白芍、茯苓、泽泻等味，升清泄浊也。

凡痢兼五色，病涉五脏矣。而食减脉弦，胃虚之象益著。故用补中益气汤以升清阳，加茯苓、泽泻以降湿浊，禹粮石以止泻痢，使阳升阴降，而痢可止焉。

【点评】本节论伏暑五色痢证治。该证目前罕见，用补中益气汤加味，健脾益气、升清泄浊，扶正尚可，但祛邪之力似有不足。

伏暑条辨第二十三

伏暑，痢赤转白，渐变为泻，此脏邪转腑。宜用真人养脏汤，温涩止痢也。

痢赤转白，又变为泻，此由脏转腑，从重转轻，将愈之兆，并无积滞。故用真人养脏汤，涩肠止泄，斯为的当。

【点评】本节论伏暑痢赤转白证治。临床见痢赤转白，并无腹痛、里急后重等症状，属病变由脏转腑，是病情趋缓好转的迹象。治用真人养脏汤涩肠固脱。

伏暑条辨第二十四

伏暑，痢久不止，肛脱腹垂，腰酸足痿，食入作胀，此脾肾两伤，气虚下陷。宜用景岳补阴益气煎①，加杜仲、菟丝等味，升阳摄阴也。

痢虽脾病，久必伤肾。今肛垂腰酸足痿，食入作胀，系肾虚不摄，脾亏不运，若不两顾，病难向愈。故用景岳补阴益气煎之参、芪、术、甘以健脾，熟地、山药、归身、杜仲以补肾，兼升麻、柴胡以升清阳之气，俾阳升阴摄，而痢自止矣。

【点评】本节论伏暑痢久，脾肾两伤气虚下陷证治。痢久不止、食入作胀，属脾虚不运；肛脱腹垂、腰酸足痿，是肾虚不摄。故用景岳补阴益气煎加味，健脾补肾，升阳固摄。

伏暑条辨第二十五

伏暑痢久，或止或作，色杂不一，面黄腹胀，此名休息痢。宜用缪仲淳脾肾双补丸②，兼补二天也。

---

① 补阴益气煎：出自《景岳全书》，文中所列诸药，系该方之加减。原方中无芪、术，尚有陈皮。

② 脾肾双补丸：出自缪希雍《先醒斋医学广笔记》卷二，组成为人参、莲肉、山萸肉、怀山药、补骨脂、菟丝子、五味子、车前子、巴戟天、肉豆蔻、橘红、砂仁。

痢久面黄腹胀，已见脾虚之象，若仍或作或止，不特脾虚气陷，肾脏亦少摄纳之权，非用仲淳之脾肾双补丸，兼补先后二天，则脾肾日亏，痢无已时也。

【点评】本节论伏暑痢久脾肾两亏证治。面黄腹胀，脾虚之象已著；痢或止或作，系肾失摄纳之权。故主以缪仲淳脾肾双补丸，先、后天同补故称双补。

伏暑条辨第二十六

伏暑痢赤，身热口渴，腹痛窘迫，肛门如火，脉数弦滑，此湿火奔迫。宜用白头翁汤，苦味坚阴也。

此条热迫下注，邪火消烁，故腹痛下坠，窘迫无度，常如里急之状。且肛门如烙，而身热口渴，脉得滑数，若非白头翁汤之苦以坚阴，寒以清热，则痢必不止。如热甚者，再加大黄以涤之；若热不甚，而脉虚数，舌干少津，咽燥口干，乃阴虚火炽，宜用黄连阿胶汤养阴清热为要。

【点评】本节论伏暑湿热阻滞肠胃致痢赤证治。文中提出痢赤而见身热口渴、腹痛窘迫、肛门如火，脉数弦滑，是一派湿热壅滞肠胃之象。治以白头翁汤清热解毒、燥湿止痢。但也有痢赤而见热不甚，脉虚数，舌干少津，咽燥口干者，则又属阴虚火炽，虚实有别。

伏暑条辨第二十七

伏暑，痢色如冻，杂以水谷，肛垂里急，随食随痢，完谷不化，此直肠痢也。宜用赤石脂、禹粮石、炮姜、粳米，共研粉调服，兼补中益气汤，堵截阳明也。

凡痢初起，必先伤脾，而后及肾，故古人治痢，虽先辨明暑湿之在气在血，而后施治，必以脾肾两脏为主。今痢色如冻，而杂有水谷，虚寒之状已著。更兼肛垂里急，完谷不化，此脾肾失固，关闸已撤，的是直肠之险。《内经》云：肾者胃之关也，开窍于二阴。肾真失固，则胃关不守，致食入于胃，不及腐化而仍完谷。若非砥柱中流，截堵闸道，则痢何以休。仿仲景少阴下痢之桃化汤，合禹粮石涩肠堵胃，勿使直下，庶得运化如常，而出纳有度，再兼补中益气以扶土升阳，得清气上升，庶善会《内经》"浊气在上，则生䐜胀；清气在下，则生飧泄"之旨矣。再按仲景论泻痢，有寒而下利清谷者，因釜中无火，不能熟腐五谷，固属虚寒。又有热甚而亦完谷不化者，虽云邪热不杀谷，据愚意言之，究系胃关失守，摄纳无权。予所阅是症，必系身热口干，舌赤少津，脉数无力，虚热者居多。大抵阴亏阳动，化生内风，纵横扰乱，清浊混淆，总属虚象，并非邪热。故每用胃关煎加赤石、禹粮以固涩之，往往收功。更有肢冷脉虚，面惨舌淡，此属虚寒，用桃花汤加人参、附子以温补之，亦可奏效。要知完谷直肠之病，虽有阴阳寒热之分，然寒固属虚，热亦不外乎虚也。若云邪热不杀谷，数廿年阅历以来，未可准信，故辨及之，以俟明眼定裁。

【点评】本节论伏暑脾肾阳虚失固下痢证治。痢色如白冻，杂以水谷，肛垂里急，随食随痢，完谷不化，是脾肾阳虚失固之象。故以赤石脂禹余粮汤合补中益气汤加味，补脾温中、涩肠固脱。

伏暑条辨第二十八

伏暑，痢下赤白，奔迫无度，痛随痢减，舌黄脉紧，此寒凝气滞。宜用当归、白芍、黄连、木香、山楂、厚朴、大黄、附子等味，温通理气也。

上条言热，此条言寒，且痛随痢减，奔迫后重，日夜无度，脉紧舌黄，乃寒湿黏滞，蕴蒸阻遏，而致肠胃失宣也。考《内经》五脏者，主藏而不泄，六腑者，主通而不滞。此大肠与胃，皆手足阳明之腑，又为水谷之海，主传导化物者也。盖因寒湿蕴酿，气道阻遏，致腹痛里急，数圊不爽，例宜宣通疏化，使气机运则湿浊走，而病可霍然矣。再按古人谓暴崩暴痢，宜温宜补；久崩久痢，宜清宜通。要非暴崩暴痢，总宜温补；久崩久痢，总宜清通。究在临症时，细心谛审，随症用药，不可执一。即下痢一证，固宜疏通，然有寒通温通之异。如脉症属热属实，原宜①苦寒通利。若脉症属寒属虚，又宜甘温固补。倘寒中挟实，仿附子大黄汤②，温而且通。若热而兼虚，仿黄连阿胶汤，清而且补。如虚中挟积，仿人参芍药汤，通而且补。若虚中挟滞，仿景岳通解散，清疏带补。以上诸条，苟能参互考订，潜心玩

---

① 宜：原作"以"，据下句文义改。
② 附子大黄汤：《金匮要略·腹满寒疝宿食病脉证并治》原作"大黄附子汤"。

味，庶无胶柱鼓瑟，涉海问津之患矣。近世以积滞二字，为痢症之通称。予意积者属实，由无形而酿为有形；滞者属虚，本运气而凝为滞气。要不可以积滞二字，混称为实。故并及之，以质诸高明，为是为否，当有能辨之者。

【点评】本节论伏暑寒湿壅遏肠胃证治。痢下赤白，奔迫无度，痛随痢减，舌黄脉紧，是寒湿阻遏肠胃，气机逆乱之象。主以芍药汤加减，宣通疏化。文中提出："要非暴崩暴痢，总宜温补；久崩久痢，总宜清通"，是为临床上重要的治则。文中又指出下痢一证有寒通温通之异：如脉症属热属实，宜苦寒通利；若脉症属寒属虚，宜甘温固补；倘寒中夹实，仿附子大黄汤，温而且通；若热而兼虚，仿黄连阿胶汤，清而且补；如虚中夹积，仿人参芍药汤，通而且补；若虚中夹滞，仿景岳通解散，清疏带补。所说甚是。其后对"积滞"的概念做了解析，似较得当。

秋燥辨论

尝观《内经》《金匮》及后贤诸书，所论六淫之病，因于四时。故冬有伤寒，春有温症，夏有暑湿。惟秋令燥气，则并未有论及。迨喻嘉言先生，著有秋燥一症，诚为另开手眼。然仲景先师，非无卓识而遗漏也，其散见诸节之内者，如《金匮》但热无寒之瘅疟、寒少热多之温疟。及《内经》脾瘅消渴而为风发，伤寒烧针发狂而为风温，皆用甘凉濡润，清肃肺胃等法，非燥火而何？予三十余年阅历以来，留心斯症，都因秋令太温，雨泽愆期，风阳化燥，鼓荡寰宇，以致消烁之势，乘虚袭肺，肺失清肃则洒洒恶寒，翕翕发热，鼻鸣干燥，咳逆衄血，舌赤齿枯，诸症丛生。盖犯是症者，必由禀赋阴亏，亢阳偏盛，或形瘦身长，或色苍少泽，禀乎木火之质者，比比皆然。是则水流湿、火就燥，以类相招，其感甚易。况阳有余便是火，火必从燥，先伤肺金，故每现之症，多是肺热为幻。喻嘉言所著清燥汤，但取甘寒养阴、辛凉清肺，真对症之良方，济世之慈航焉。

【点评】本节为秋燥大纲，论述了秋燥的概念、发病原因、病证性质等。秋燥一病首由喻嘉言系统论述，文中提出《金匮要略》中的瘅疟、温疟、《内经》中的脾瘅、《伤寒论》中的风温等是燥火之类，属秋燥之散见者，此说值得商榷。即使这些病证可用甘凉濡润，清肃肺胃等法，也不能将其一概视为秋燥，更何况其中如脾瘅之治非用甘凉濡润，清肃肺胃可奏效，而应以化脾湿为大法。此外，对于本病之病因、性质，文中所论偏于温燥，即秋令太温、雨水较少与本病发生有关，也指出了素体阴虚与本病发生有关。其论虽精辟，但对秋燥中尚有凉燥一证却未能提及，当参考其他医家之论。

秋燥条辨 十一条

秋燥条辨第一

秋燥初起，头胀无汗，洒洒恶寒，翕翕发热，鼻鸣干燥，舌白少津，此燥热伤气，邪尚在表。宜用蒌皮、沙参、甜杏、桔梗、桑叶、连翘、郁金、薄荷、鲜荷叶、枇杷叶、西瓜翠衣等味，辛凉透解也。

此条乃燥症之提纲。凡秋燥之来，必由秋阳太暴，致阳气化风，风又化燥，燥必化火，先伤肺金。苟其人真阴不足，木火偏燃，不觉类从就燥。其初起也，先袭皮毛，后乃入肺，故必洒洒恶寒，翕翕发热，鼻干息鸣，所见无非燥热之状。然此症不与伤寒同例，亦与温热迥异。切不可辛温升阳，而助其燥气，又不可过于寒凉，而遏其肺气。故宜沙参、甜杏、连翘、桔梗清肺热，合郁金、薄荷、荷叶、枇杷叶疏腠理。俾肺得清肃，而燥化自清，不致蔓延为患。

【点评】本节论秋燥初起证治，但正如前节所说，本文是论温燥，故实针对温燥初起证治。其临床特点除有一般表证表现如恶寒、发热等外，还有鼻鸣干燥、舌白少津等燥伤津之象。文中提出对本证的治疗"切不可辛温升阳，而助其燥，又不可过于寒凉，而遏其肺气"，甚为精辟。

秋燥条辨第二

秋燥汗出，不恶寒，而但发热，咳痰不爽，鼻衄口干，舌白转黄，此邪热伤肺。宜用沙参、花粉、地骨皮、知母、甜杏、玉竹、元参、甘草、连翘、枇杷叶、西瓜翠衣等味，清肺泄热也。

上条无汗恶寒，例宜透解。此条汗出不恶寒，而但发热，乃邪不肯解，而渐传乎肺，故咳痰、舌黄、鼻衄，已现热逼肺营之状。必用沙参、花粉、骨皮、杏仁、知母、玉竹、元参、连翘，清肺金而解热邪也。

【点评】本节论秋燥邪热在肺证治。对秋燥肺经热盛的治疗，本节所用之药性多清润，无苦寒之品，体现了秋燥的治疗原则。本法也可用于内伤杂病之肺燥咳嗽，但对痰湿较重者当忌用，以免养阴药助湿生痰。

秋燥条辨第三

秋燥，热不解，舌赤黄燥，呛咳胸痛，朝凉暮热，此肺热传营。宜用沙参、麦冬、鲜石斛、鲜生地、桑叶、甜杏、川贝、花粉、连翘等味，清营却热也。

此言热不解，而舌赤心黄少津，是邪渐入营，肺犹未清。故呛咳胸痛，朝凉暮热，入络之形已著，不得不借沙参、麦冬、斛、地、杏、贝、花粉、连翘，两清气血也。

【点评】本节论肺热传营证治。从所述症状看，既有热不解、呛咳胸痛、苔黄等肺热表现，又有朝凉暮热、舌赤等营热表现，是热传营而肺热尚未尽之证，属气营两燔范围。但营热尚不盛，肺热也不炽盛，而阴液为燥热耗伤较甚，所以用药多以甘寒养阴为主。如营热已盛，可佐以清营汤之意，如肺热仍盛，可用喻嘉言清燥救肺汤。

秋燥条辨第四

秋燥，烦热口渴，舌赤无苔，夜则热甚，咳唾痰血，此热伤肺络。宜用喻氏清燥汤，育阴清热也。

此条热既入络，伤及气血。故烦热夜甚，口渴舌赤，咳痰带血。

若非喻氏清燥汤中之沙参、麦冬、甜杏、川贝、桑叶、石膏清气分，兼生地、阿胶滋血液，则恐邪难泄越，而滋蔓难图焉。

【点评】本节论肺热灼伤肺络证治。本证以咳唾痰血为辨证要点，同时有烦热口渴，故是肺热伤络之征，其舌赤无苔，为热迫营分、阴液大伤之象。所用喻氏清燥救肺汤既有清宣肺热的石膏、桑叶等，又有宣肺气的杏仁、枇杷叶等，再配伍阿胶养血止血，麦冬、胡麻仁等滋阴润燥。文中对本证的用药与喻氏原方稍有不同，加入了生地黄、沙参、川贝等味，对于病情更为切合。

秋燥条辨第五

秋燥，经旬不解，舌绛焦黑，神昏谵妄，斑疹累累。此热入血分，宜用犀角地黄汤加鲜石斛、元参心、连翘心、鲜菖蒲、青竹叶、牛黄丸等味，清络宣窍也。

此条营热不解，必致入血。舌绛焦黑、昏谵烦乱，斑疹俱现，此血热甚也。故用犀角、生地、丹皮、赤芍、元参、连翘，皆凉血清热之品；又兼菖蒲、竹叶、牛黄丸，芳香宣窍逐秽也。

【点评】本节论秋燥热入血分证治。本证不仅为血分热甚，同时也有热闭心包、阴液耗伤的病机存在。所以用药以犀角地黄汤，加用石斛、玄参以养阴，连翘、竹叶等以清透邪热，石菖蒲、牛黄丸以开窍。

秋燥条辨第六

秋燥舌黑，昏谵妄笑，斑色紫黑，便闭腹胀，频转矢气。此热结在腑，宜用生首乌、鲜生地、鲜石斛、大黄、元明粉、甘草等味，逐邪养正也。

上条热入血分，而用凉血清热；此条血热不解，瘀结在腑，其舌黑、昏谵虽同，但少腹胀而便闭，转矢气者，断非清凉可解。故用首乌、生地、石斛、甘草保养真阴，兼大黄、元明粉攻涤热邪，既不伤正，又能逐邪，庶为两全。

【点评】本节论秋燥热结肠腑证治。热结肠腑的治疗主以承气汤，所以对本证的治疗用调胃承气汤之硝、黄、草，另外又加入了生首乌、鲜石斛、鲜生地以滋养阴液，所用之品滋养之力较强，是为针对秋燥之阴液耗伤较甚的病理特点，用药较为贴切病情。但文中所述有斑色紫黑一症，当为血热不解，瘀结在腑，临床上可酌情配合凉血化瘀之品。

秋燥条辨第七

秋燥犯肺，其人素有咳血，更加身热头汗，舌赤脉数，呛咳益剧，此热逼动血。宜用苇茎汤加西瓜翠衣、杏仁、川贝、鲜荷叶、沙参、地骨皮等味，两清太阴气血也。

素有咳血，肺气已伤，加以身热头汗，舌赤脉数，呛咳，是外来之燥火，消烁肺金而致动血。故用苇茎、桃仁、冬瓜仁、薏仁、杏仁、川贝、沙参、西瓜翠衣、地骨皮，清肺通络。如再不止，以清燥汤育阴清金，方为妥贴。

【点评】本条论其人素有咳血，更犯秋燥证治。其治法也可用于肺热伤络之内伤咳嗽。

秋燥条辨第八

秋燥犯肺，其人阴分素亏，加以身热汗多气喘，脉洪无力，此燥火刑金。宜用玉女煎加地骨皮、百合、麦冬、五味、西洋参等味，清金滋水也。

此言素禀阴亏，木火易炎，更加身热汗多气喘，脉洪，燥热之状甚炽。故用玉女煎，滋养肾阴，又清肺热，俾肺得清肃，而能生水，水得滋养，而能制火焉。

【点评】本条论素体阴亏再犯秋燥证治。其人素体阴亏，更触秋燥之气，以致燥火刑金，治以玉女煎加减以清金滋水。

秋燥条辨第九

秋燥，汗出不解，口大渴，日晡发热，清晨则凉，状虽如疟，而无寒战，此瘅疟也。宜用西参、生地、麦冬、石膏、知母、花粉、青蒿、甘草、粳米等味，甘寒养阴也。

按《金匮》云：阴气先伤，阳气独发，但热无寒，是名瘅疟。主以饮食消息之，而并未注方。至喻嘉言，悟出甘凉濡润，以养胃阴之义，与饮食消息之意恰合，故用人参白虎汤，甘寒养正，又佐花粉、青蒿，清金泄木，为法中之法焉。

【点评】本条论秋燥汗出不解而成瘅疟证治。瘅疟症见口大渴，日晡发热，清晨则凉，状虽如疟，而无寒战。但临床上是否有秋燥转瘅疟者，尚无从证明。文中从《金匮》、喻嘉言之意，治以甘寒养金，配合饮食调摄，其法甚妥。

秋燥条辨第十

秋燥，汗多不解，每临午后，寒微热甚，烦闷欲呕，舌赤脉洪，此温疟也。宜用桂枝白虎汤加杏仁、厚朴，呕则加半夏、茯苓等味，两清表里也。

按《金匮》云：微寒多热，烦闷欲呕，骨节疼痛，是名温疟，用桂枝白虎汤[①]。其方下自注云一剂知，二剂已[②]。盖言汗多则表邪既微，故寒少；烦呕，则内燥已甚，故热多。是病在肺之表里，用白虎以清内热，合桂枝引邪出表，加杏、朴疏通内滞，半夏燮和阴阳。所谓一剂知，则已知其确中病情；二剂已，则病必霍然矣。

【点评】本条论秋燥汗出不解而成温疟证治。温疟之证临床表现见每临午后，寒微热甚，烦闷欲呕，舌赤脉洪。文中按《金匮》之意，主以桂枝白虎汤加味。但该方尚不属两清表里之剂。

---

① 桂枝白虎汤：《金匮要略·疟病脉证并治》原方名"白虎加桂枝汤"。
② 其方下自注云一剂知，二剂已：查今本《金匮要略·疟病脉证并治》白虎加桂枝汤下无此注。

秋燥条辨第十一

秋燥，日久不解，误补邪留，消烁肺金，咳痰浓浊，甚唾脓血，胸间板痛，此肺痿也。宜用苇茎汤加瓜蒌、杏仁、桑皮、桔梗、百合、川贝等味，清肺祛浊也。

凡燥热之症，重则果易辨明，轻则淹淹发热，喉燥咳逆。若误认阴虚而投滋补，则邪无出路，逗留肺内，炎炎熏灼，肺阴日损，以致咳唾浊痰，继出脓血，与肺痈似是而非，故《金匮》称为肺痿。盖痈则属实，痿则属虚，故用苇茎汤合瓜蒌、杏、贝、桑、桔、百合，宣通肺气，以化其瘀腐败浊。俾肺热得清，呼吸无阻，而病可渐瘳也。

【点评】本节论秋燥误补邪留致肺痿证治。症见咳痰浓浊，甚唾脓血，胸间板痛。治以苇茎汤加味，清肺祛浊。

冬温温毒辨论

尝考轩岐《灵》《素》，及仲景《伤寒杂病》《金匮玉函》诸书，有伤寒而无冬温。迨南医辈出，始著其名。其症之由，皆因冬令温燠①，阳失潜藏，甚至冰霜不见，桃李舒葩，而乾坤之气，遂有辟而无阖矣。人身一小天地，天地既有辟而无阖，则人身之气化亦有泄而无藏矣。是故冬应寒而反温者，即为恒燠之咎征。人或正气有亏，则

---

① 燠(yù 裕)：热。

邪尤易感。以致头痛无汗，发热恶寒，与伤寒仿佛，但口渴脉数，鼻干气燥，则与伤寒有异。甚则为痧、为斑、为痘，皆此类也。更有阴亏阳亢之体，阴气暴绝，阳邪独发，初起便目赤齿枯，舌绛口渴，斑如锦纹，神昏咽痛，脉弦数促，此名温毒，即《伤寒例》中阳毒症也。较诸冬温更上一层，为感症中之最险者，故名为毒。而惟幼稚为甚者，盖以体属纯阳，阳与阳合，以类相招，其感尤速。凡遇此症，即宜辛凉清解，甘寒养阴，佐以解毒，可免万一。若再温表，犹抱薪救火，定遭热毙。故大江以南，地卑气湿，潮湿雾露，皆能致病。况冬失其令，尚易感温，其真伤寒者，廿无一二。间有证类太阳，而头痛身疼，发热恶寒，只须辛凉清解，得汗即愈。究因地暖气疏，易感易散，非若北方地寒气刚，可概以真伤寒法治之也。

【点评】本节为分论冬温、温毒之大纲。文中强调本病的发病原因是因冬时气候过暖，加上人体正气不足感邪所致。病之初起即有口渴、脉数、鼻干、气燥等热象，所以与伤寒迥异，治法亦有所不同。文中提出地域的南北决定病之寒温，其实未必。

冬温条辨 十条

冬温条辨第一

冬温初起，头痛无汗，恶寒发热，口渴鼻干，脉数，此温邪在表。宜用薄荷、大力、荆芥、连翘、桑叶、淡豉、蒌皮、杏仁、葛根、枇杷叶等味，辛凉汗解也。

无汗头痛，恶寒发热，原与伤寒无异。但口渴鼻干，脉数气燥，则有不同。盖伤寒邪在于表，理宜温散；冬温邪伏于内，理宜清泄。非用薄荷、荆芥、桑叶、淡豉、葛根苦辛泄表，连翘、蒌皮、杏仁、枇杷叶辛凉清内。则不能表里两清，必致传变无穷矣。

【点评】本节论冬温初起，温邪在表证治。冬温初起，以表热见证为特点，与风温初起类似。治以"辛凉汗解"为原则，所用药物与吴鞠通银翘散相似。方中还用了枇杷叶、瓜蒌皮、杏仁等宣肺止咳之品，对初起之时有咳嗽者，尤为合用。

冬温条辨第二

冬温汗出，头虽不痛，热仍未解，而咳嗽口渴舌燥，此邪不汗解，渐传气分。宜用桑叶、沙参、甜杏仁、象贝、连翘、桔梗、蒌皮、甘草、大力、枇杷叶等味，清气透邪也。

上条无汗头痛，邪尚在表，理宜开泄；此条汗出热不解，是表邪已散，而犹口渴舌燥咳嗽，乃邪不汗解，渐传气分。故用桑叶、沙参、杏仁、象贝、连翘、蒌皮、桔梗，轻苦微辛，但清气分，仍从表解也。

【点评】本节论冬温邪自卫初传气分证治。文中提出本证是表邪未解，渐传气分，治以清气透邪，但从用药来看，表邪虽已传气，但气分邪热不甚，所以用清肺药并不多，主用疏散肺热、宣肺止咳、润肺养阴之品，重点还在于透邪外达。

冬温条辨第三

冬温汗后，不恶寒反恶热，烦闷口渴，舌赤苔黄，呛咳胁痛，此邪传在肺。宜用沙参、甜杏、花粉、连翘、桑皮、黑栀、郁金、枇杷叶等味，清肺化邪也。

汗后不恶寒，是表邪已解矣。而反恶热，烦闷口渴，舌赤苔黄，乃里热已甚。尚见呛咳，邪犹在肺。故用沙参、杏仁、连翘、花粉、黑栀、桑皮、枇杷叶，一派清凉之味，以清肺气也。

【点评】本节论冬温肺经热盛证治。症见恶热、烦闷、口渴、胁痛、呛咳等，是一派肺热之象，主用清肺化邪之法。所用药物，无非清热与甘寒养阴之品相配伍，很少用苦寒沉降之药。本法对风温肺热证同样可用。

冬温条辨第四

冬温，烦热不解，口渴，舌黄尖赤，脉洪或数，此邪传阳明气分。宜用白虎汤加杏仁、沙参、桑叶、连翘等味，清胃透邪也。

肺邪不解，而致口渴，舌黄尖赤，脉洪或数，此邪已到阳明气分。夫阳明者胃也，凡肺邪不解，必传于胃，然阳明亦得气血之分。今口渴脉洪，舌苔带黄，是为气热，故用石膏、知母，合沙参、连翘，直清阳明；甘草、粳米、甜杏、桑叶，甘凉养津。若见舌绛或黑，烦热口渴，神昏妄笑，是为血分。宜用犀角地黄汤凉之。当与仲景《伤寒例》中阳明经病腑病、气分血分，逐一辨明，方可下手，否则如涉海问津矣。

【点评】本节论冬温热盛阳明证治。肺热亢盛，易传入阳明胃，烦热口渴、苔黄脉洪数，为热盛阳明之征。但本证由肺热而来，每伴有咳嗽等症状，且因感受温邪而病，阴液受伤，所以除用白虎汤清泄阳明外，还配合杏仁、沙参、桑叶、连翘等以清肺养阴。

冬温条辨第五

冬温，烦热神昏，舌赤苔黄，口渴咳嗽，斑疹脉数，此邪在肺胃。宜用沙参、连翘、元参、石膏、甜杏、川贝、桑叶、大力、人中黄、牛黄丸等味，清气透斑也。

热渐传营，神昏口渴，咳嗽斑疹，是邪在肺胃之间，非从气分清解，则斑疹难透。夫斑为阳明热毒，疹为太阴风热，斑疹俱见，二经受病。故用沙参、连翘、元参、石膏、甜杏、川贝、大力、中黄清气热，兼牛黄丸芳香宣窍也。

【点评】本节论冬温发斑疹证治。冬温在烦热、苔黄的同时出现神昏、斑疹俱见、舌赤，显为气分邪热传入营血、闭阻心包之象，所以本证已属气营（血）两燔。文中所用药物，石膏、连翘、人中黄等主清气分之热，牛黄丸清心开窍，沙参、玄参等主以滋养阴液。但如斑疹透发较甚，则需加入清营凉血之品，如生地黄、犀角（水牛角）之类。文中称本证病机为邪在肺胃，易使人误解是肺胃热盛的白虎汤证，实际上，根据本证中斑疹并现，虽然邪在肺胃，但已传入营血，与白虎汤所治的肺胃热盛阳明证有所不同。

冬温条辨第六

冬温热甚，烦躁口渴，舌绛苔黄，神昏谵语，斑疹隐约，此邪热传营。宜用羚羊角、连翘、元参、沙参、鲜生地、鲜石斛、鲜菖蒲、广郁金、石膏、牛黄丸、青竹叶等味，清营转气也。

热不解而烦燥口渴，舌绛苔黄，里热已甚；更兼神昏谵妄，斑疹隐约，乃邪已入营，若再不解，必延入血。故用羚羊角、连翘、元参、沙参、鲜生地、石斛、鲜菖蒲两清气血，佐以牛黄丸芳香宣窍，使其从营转气，由气达表，尚可一汗而解。凡舌苔黄白，间杂浮腻，尖虽鲜绛，神虽昏谵，总为气热未清，不可专凉血分，恐致气分之邪无由出路，徒增险态，设不得已，惟宜两清之可也。

【点评】本节论冬温热传营分证治。本文中提出证属邪热传营，但根据症状表现，既有舌绛、神昏谵语、斑疹隐约等热入心营的见证，又有热甚、烦躁、口渴、苔黄等气分热盛的见证，则并非单纯的营分证，而是属气营两燔之证。所用药物，石膏、连翘、青竹叶等，为清气热而设；生地黄、牛黄丸、石菖蒲、郁金等则为清心营、开心窍而用。又注重用石斛、沙参、玄参等以滋养阴液。所以，本证的治疗非仅是清营转气，而属气营两清。

冬温条辨第七

冬温烦热，舌绛，神昏谵妄，斑紫或黑，脉数或促，此邪入血分。宜用犀角地黄汤加鲜石斛、元参心、连翘心、人中黄、广郁金、鲜菖蒲、至宝丹、青竹叶等味，凉血透邪也。

上条舌绛苔黄，斑疹隐约，虽已神昏，邪尚在营；此条舌绛而焦，斑紫而黑，神昏谵妄，是邪已入血，非凉血清热则万无生理。故用犀角、生地、丹皮、赤芍，合元参、连翘、中黄、石斛、菖蒲凉血破瘀；兼至宝丹芳香逐邪。若再不解，则邪无泄越，症必危矣。

【点评】本节论冬温热入血分证治。从本节所述症状，热入血分无疑，同时有热闭心包，故以凉血与开窍并用。同时配合石斛、玄参等养阴之品，可见对本病的治疗应重视顾护阴液。

冬温条辨第八

冬温烦热，舌绛而干，斑疹显透，神迷妄笑，寻衣摸床，手足振颤，此阴伤风动。宜用炙甘草汤去姜、桂，加牡蛎、鲜石斛、鲜菖蒲等味，养阴却热也。

热不解而舌干色绛，斑已透而神迷妄笑，乃热极阴伤，阳动化风。故寻衣摸床，手足摇动。若非毓阴和阳，恐难挽回造化。必借参、甘、胶、地、麦冬、牡蛎、菖蒲、石斛扶正养阴，则液返津回，肝阴内复，而风阳自息焉。

【点评】本条论冬温阴伤风动证治。症状见斑疹显透，神迷妄笑，寻衣摸床，手足振颤。证属邪热内盛，热极伤阴生风，同时也有热闭心包。文中用炙甘草汤去温药之姜、桂，加牡蛎、鲜石斛、鲜菖蒲等以养阴退热。临床上也可配合牛黄丸以清心开窍。

冬温条辨第九

冬温初起，舌遽干，神便昏，烦热脉数，或吐或泄，此邪盛正虚。宜用《金匮》麦门冬汤加桑叶、地骨皮、鲜石斛、鲜菖蒲、鲜稻根等味，甘凉养胃。倘吐泻伤阳，无热，神迷多寐，脉软不食，宜用人参温胆汤，甘温和胃也。

凡病初起，便见舌干神昏，乃正虚邪盛，不克支持，最为险候。若烦热舌干，胃阴更损，故用麦冬、法夏、西参、甘草、粳米、桑叶、骨皮、石斛，甘凉濡润，以醒胃气。倘吐泻伤阳，而神迷如寐，脉软无热，乃伤及胃阳，宜用温胆和胃，人参养正为妙。

[点评] 本节论冬温邪盛正虚证治。本证之正伤有伤阴伤阳之分：吐泻伤阴，主以《金匮》麦门冬汤加味，甘凉养阴；吐泻伤阳，主以人参温胆汤，甘温和胃。

冬温条辨第十

冬温舌黄干燥，烦躁昏谵，脉弦或伏，便闭腹硬，转矢气者，此热结在腑。宜用鲜生地、生首乌、鲜石斛、大黄、元明粉等味，微下存阴也。

冬温按法调治，而病不肯解，舌赤苔黄带焦，或如沉香色，此应下之候。更兼腹硬，频转矢气，即仲景所谓转矢气者，有燥粪也。仿调胃承气，合生地、石斛、首乌，既能祛结，又能养阴也。

【点评】本节论冬温热结在腑证治。证属邪热伤阴，热结在腑。文中仿增液承汤意，主以调胃承气汤加鲜生地、生首乌、鲜石斛等，微下存阴。文中所说伴见昏谵，如较明显，则要考虑是否伴有热闭心包。

温毒条辨 四条

温毒条辨第一

温毒初起，烦热恶寒，口渴舌赤，鼻干气燥，咽痛脉数，此邪袭气分。宜用薄荷、连翘、羚角、桑叶、大力、鲜石斛、沙参、杏仁、桔梗、甘草等味，辛凉透泄也。

温毒之起，盖因先伏温邪，后再感温，两温相灼，即无风寒感召，而其病亦能作也。然温上加温，病中添病，其热尤炽，较之冬温更紧一层。故一起便发烦躁，微兼恶寒。夫表里俱热，则口渴舌赤；热邪上壅，则咽痛鼻干。斯邪在气分宜用薄荷、大力祛风；沙参、桑叶清热；连翘、羚角化热毒；甘草、桔梗利咽喉。慎勿辛温助热，激伤津液，反滋传变也。

【点评】本节论温毒初起证治。文中强调本病的特点是初起即见热盛之象，有烦热、口渴、舌赤等热在气分的症状，但仍有恶寒，所以是表里同病，属伏气温病。但从症状来看，仅凭热毒较甚的表现，难以与其他温病鉴别，所以还应结合本病其他一些热毒壅结的表现才能确诊。文中用药以辛凉为主，配合了甘寒养阴之品，对于热毒炽盛而伤阴者较为适用。羚羊角虽可化热毒，但对温毒初起者非必用之品。

温毒条辨第二

温毒，汗出热甚，面红唇燥齿枯，舌赤口渴，脉数神昏，此邪留营分。宜用鲜生地、羚角、鲜石斛、元参、银花、桑叶、石膏、鲜菖蒲、青竹叶等味，两清营卫也。

汗出热盛，面红齿枯，舌赤脉数，神志渐昏，乃邪欲入营。故仿玉女煎法，两清心营肺卫，佐以解毒为要。

【点评】本节论温毒邪入营分证治。从本节所述症状看，营分见证已现，但尚有齿焦、口渴等气分见证，所以似非单纯的营分证，而是气营两燔证。文中所用之药也是清气与凉营并用，如金银花、石膏、竹叶等为清气之品，生地黄、羚羊角、石菖蒲等为凉营开窍药，同时又加入滋养阴液诸药，亦从玉女煎脱胎而来，为两清气营的一张良方。但文中说本节之治法为两清营卫，似欠确切，因本证与卫分关系不大。

温毒条辨第三

温毒，神昏舌绛，丹疹如锦，烦躁咽痛，鼻煤齿枯，脉数而促，此邪郁内外。宜用犀角地黄汤加元参、连翘、人中黄、蝉衣、青竹叶、薄荷、牛黄丸等味，凉血清热也。

丹疹咽痛，邪尚在肺，神昏舌绛，邪又犯营。若不清营透邪，病何由解？况鼻煤脉促，阴液大伤，血分被灼，痉厥之变近在日前。故用犀角、生地、丹皮、赤芍凉血，元参、连翘、人中黄透斑，薄荷、蝉衣透表，牛黄、青竹清心，俾营热转气，以达肌表，则斑可化矣。

【点评】本节论温毒丹疹热盛内外，陷于血分证治。文中所述症状以血分热毒炽盛表现为主，所以用犀角地黄汤为主方。但本证既表现为丹疹如锦，类似现代所说的烂喉痧。所以用薄荷、蝉衣等达表透邪药，并与连翘、竹叶清气之品相伍，在凉血透表之同时，还用清心、透热转气以达肌表，诚为治斑疹之大法。

温毒条辨第四

温毒烦躁，神昏舌赤，斑疹紫黑，脉促模糊，便闭或泻稀水，此邪瘀血分，漫无泄越。宜用犀角大黄汤①加元参心、连翘心、紫草、赤芍、鲜菖蒲、紫雪丹等味，凉血祛瘀也。

前条气血兼病，此条热与血瘀，非徒凉血清热可解。若勿用犀角、生地凉血，大黄逐涤，黄连清心，升麻透斑，元参、连翘化斑，紫草、赤芍行血，紫雪丹清心化毒，俾气血上下一齐分清，否则邪无出路，而势必危矣。再按便闭腹硬，原宜攻下，然亦有下利稀水，而自臭秽异常，少腹仍兼硬痛，此仲景所谓协热下利，又谓热结旁流。盖因燥矢坚凝，秽水旁流，水虽下而结矢未下，仍宜调胃承气汤攻

---

① 犀角大黄汤：似指《圣济总录》犀角大黄散，由犀角、大黄、川芎、石膏、牛黄组成，治疗伤寒壮热头痛，刚痉，筋脉不能舒展。

之。倘得结矢一下，旁流自止，毋谓大便既泄，而禁用攻法，学者详之。

【点评】本节论温毒热入血分兼有阳明腑实证治。既见舌赤神昏、斑疹紫黑，表明邪已入血分，同时又见便闭或泻稀水（当为热结旁流），则为阳明腑实之象。所以对本证之治，凉血与通下泄热并施。所用大黄即为通下泄热而设，文中说凉血祛瘀仅是针对血分热瘀相结，另外通下之法不可不提及。

卷 下

伤湿辨论

夫湿乃重浊之邪，其伤人也最广。考《难经》《金匮》有伤湿、中湿、风湿、湿温之名。殆伤则伤其表，表者，乃阳明之表，肌肉也，四肢也；中则中其内，内者，乃太阴之内，脾阴也，湿土也。故伤表则肢节必痛，中里则脘腹必闷。及湿与风搏，而周身痛楚，湿与热合，而烦闷热蒸，都甚于夏秋。盖江南地卑气湿，沿江濒海，雾露风潮，较别处尤甚，且易感染。故医者，亦不务伤寒，专事湿温。然比之伤寒，尤为琐屑，更难调治。所谓能医大江南之病者，思过半矣。矧其症，不独夏秋，四时兼有。其湿之盛者，犹有微热恶寒，身痛、舌白、胸痞、溺赤等症可凭；若湿之微者，依然外无痛楚，内不烦扰，但觉倦怠嗜卧，脉证缓弱，一如虚损。斯候也，误补之则湿遽化热而病反增剧，误消之则湿留正损而更觉难堪。又要分别阳湿阴湿：阳湿者，胃热恒多，即为湿热；阴湿者，脾阳必衰，即为湿寒。更审其伤内伤外：伤内者，脾土必虚，《内经》所谓卑隘之土，易于聚湿，胸腹必满，气机必滞；伤外者，阳气必亏，河间所谓表虚之体，易于着湿，肢体必重，关节必痛。伤内者，理脾为主；伤外者，宣气为先。阳湿者，主以苦辛；阴湿者，主以苦温。俱当以淡渗佐之。苟能明其阴阳，分其内外，临机应变，神而明之，庶不愧为医中之司命焉。

【点评】本节论湿邪为患的特点和证治。本文和以下所论主要依据薛生白《湿热病篇》和吴鞠通《温病条辨》中所论湿邪致病的理论和证治内容整理而成。

伤湿条辨 十四条

伤湿条辨第一

伤湿初起，无汗恶寒，发热头痛，身重肢节痛楚，舌白脉缓，此阳湿伤表。宜用羌活、防风、薄荷、大力、杏仁、厚朴、豆卷、通草，赤苓、薏仁等味，祛风利湿也。

此言阳湿伤表。阳湿者，即湿温也。凡人坐卧湿地，披着汗衣，皆能为患。盖其重浊薰之气，阻遏卫阳，则恶寒而无汗；闭塞腠理，则发热而身重。且阳明者，胃也，中州之土也。其主肌肉，又主四肢，湿邪袭之，则经气不宣，关节久利，而致头痛身疼，斯时之脉缓而且大，皆为湿热熏蒸而然。须知湿为土余，非风不胜，故用羌活、防风、薄荷、大力祛风走表，杏仁、厚朴苦温理脾，豆卷、薏仁、赤苓、通草淡渗利湿，正合《内经》湿淫于内，治以苦温，佐以淡渗之旨也。

【点评】本节论伤湿初起阳湿伤表证治。此为湿邪伤及肌表，主以苦辛，佐以淡渗为治。

伤湿条辨第二

伤湿汗多，头额不痛，而肢节欠利，渴不引饮，身热脉大，此湿渐化热。宜用杏仁、厚朴、连翘、黄芩、豆卷、滑石、通草、芦根、鲜荷叶、枇杷叶等味，利湿清热也。

上条无汗头痛，湿袭卫阳之表，仲景云：湿家忌汗，汗之则变痉者，为伤阴也。所以垂训后人，不可过于升散，以伤阴液为戒。此条既汗而头不痛，是表邪已泄，而湿犹未化，所以肢节仍痛，湿从热化，则液不升而口渴，热被湿蕴，则气不清不喜引饮；脉渐大者，燎原之势渐炽也。须用杏仁、厚朴苦温理脾，连翘、黄芩苦寒清热，仍兼豆卷、滑石、通草、芦根甘淡渗湿，荷叶、枇杷叶辛凉清气，俾湿化热清，阴液不伤，庶无热陷昏谵之险耳。

【点评】本节论伤湿湿渐化热证治。所见肢节欠利，渴不引饮，身热脉大，是湿邪侵犯肌表化热之象。文中主以苦辛凉解，利湿清热之法。

伤湿条辨第三

伤湿，肢节不和，舌苔渐黄，口渴喜饮，溺赤烦冤，此湿遏热蒸。宜用葛根、花粉、黄芩、木通、杏仁、厚朴、滑石、豆卷、芦根、淡竹叶等味，清肺理湿也。

上条湿热参半，故宜苦辛凉解。此条热甚于湿，渐灼肺津，势等燎原，所以肢节欠利，口渴舌黄，烦热溺赤，身中阴液皆被消烁，岂可再杂温燥，以伤气液。只宜葛根、花粉清上焦，黄芩、木通宣经隧，杏仁、厚朴运脾气，滑石、芦根、豆卷、竹叶甘凉淡渗以清气分，庶不致阴伤风动也。

【点评】本节论湿遏热蒸证治。较上节湿渐化热而言，本证属热重于湿，以热为主，故主以清肺热、化湿邪为治。

伤湿条辨第四

伤湿，烦蒸身痛，舌黄尖绛，脉大而洪，此阳明气热。宜用苍术白虎汤加连翘、元参、杏仁、通草、芦根、滑石等味，清气化热也。

上条热甚于湿，湿尚留连，故清凉淡渗之中，少杂苦温以运脾阳。此条湿渐化热，热甚于湿，传入阳明，则蒸热烦躁，逼犯心营，则舌尖渐绛，脉渐洪大，此邪在阳明，将欲入营。故用白虎汤加元参、连翘以清气热，合滑石、芦根、通草甘凉淡渗，以驱湿热，仍用苍术者，以身尚疼痛，余湿未尽耳。

【点评】本条论伤湿化热，阳明气热之证治。阳明热盛之象已明，又见舌尖渐绛而烦躁，提示邪热将欲入心营。治疗主以苍术白虎汤加味，清气化湿。

伤湿条辨第五

伤湿热不解，舌黄鲜绛，神昏谵语，脉大而数，此气血燔蒸，热陷心营。宜用玉女煎加连翘心、元参心、鲜石斛、鲜菖蒲、青竹叶、牛黄丸等味，两清气血也。

此条湿尽化热，气血俱病也。热在气分，则舌黄，既灼血分，则鲜绛，及燎于心营，则神昏谵妄。故用玉女煎之生地凉血，石膏清气，知母、石斛养胃阴，连翘、元参清内热，菖蒲、竹叶清心，牛黄丸宣窍，务得气爽神清，不使热烁津耗，而成痉厥为要。

【点评】本条论伤湿气血燔蒸，热陷心营证治。症见热不解，舌黄鲜绛，神昏谵语，脉大而数，是一派气血两燔之象，故主以玉女煎加味，两清气血。

伤湿条辨第六

伤湿身热，烦躁，舌绛而黑，神昏谵妄，斑疹隐隐，脉数而促，此热陷入血。宜用犀角地黄汤加元参心、连翘心、鲜石斛、鲜菖蒲、人中黄、青竹叶、至宝丹等味，凉血化斑也。

上条气血两燔，此条热陷入血，致舌绛而黑。心主血，心热则谵妄，血热则斑现，热极则脉促。凡脉见数促，其热已极。《脉经》谓渐退则生，渐进则死。非借犀角地黄汤凉血，合连翘、元参清热，石斛、人中黄化斑，菖蒲、竹叶清心，兼至宝丹芳香逐秽，恐难速效，然亦已险焉。

【点评】本条论伤湿化燥，热陷入血证治。证属邪热内陷心营血分，故主以犀角地黄汤加味以清营凉血化斑。

伤湿条辨第七

伤湿，恶寒发热，肢体重痛，胸膈满闷，或呕或泻，脉浮而缓，此湿伤表里。宜用杏仁、厚朴、橘红、香薷、薄荷、藿香、豆卷、泽泻、通草等味，两清表里也。

凡湿伤于表，则恶寒发热，身重而痛；伤于内，则呕恶泄泻，脘满而闷，脉见浮缓者，表里俱病也。故宜香薷、薄荷透表，橘红、厚朴温中，杏仁、藿香宣上焦，豆卷、泽泻泄下焦，使三焦表里之邪，一齐分清，则湿邪不攻自走矣。

【点评】本条论湿伤表里证治。本证多见于伤湿初起，既有在外之表证，又有太阴受邪之里证，即表里同病，故主以表里湿同治。本法对一般湿温初起表里有湿的治疗也较为合用。

伤湿条辨第八

伤湿，恶寒微热，舌白不渴，肢节酸楚，胸脘满闷，脉缓而小，此阴湿伤内。宜用藿香正气散加豆卷、通草等味，温脾利湿也。

此条阴湿伤阳，必由烦冗过度，气弱阳衰，时令之湿，得以乘之。初起虽恶寒而不甚发热，舌白不渴。湿壅中焦，则弥漫上下，所以胸脘不舒，肢节酸楚并见矣。故用正气散中之藿、朴、陈、苓温脾阳，术、曲、苏、夏宣脾气，加豆卷、通草理湿气，俾脾阳得运，三焦宜畅，则重浊之邪，由此俱化矣。

【点评】本条论阴湿伤内证治。本证属寒湿伤及太阴之轻证，故主以藿香正气散加味温脾利湿。

伤湿条辨第九

伤湿，舌白肢冷，脘痛欲呕，脉弦而小，此冷湿伤脾。宜用理中汤去术，加半夏、益智、吴萸、附子等味，扶阳泄湿也。

上条脾阳内虚，湿自外侵；此条脾阳不足，湿自内壅。故并无寒热身疼，但见脘痛肢冷，舌白脉缓。若非辛温健脾，湿何由解！故用理中汤以运中阳，去术恐其壅滞，加半夏、益智则通阳，吴萸则泄浊，寒甚者再加附子温之。

【点评】本条论冷湿伤脾证治。本证属寒湿伤太阴之重症，脾阳虚甚，较上条脾阳微虚不同。故主以理中汤化裁，扶阳泄湿。

伤湿条辨第十

伤湿，发热微寒，舌黄溺赤，口渴不食，身倦脉大，汗多气泛，此阳湿伤胃。宜用鲜佩兰、鲜藿香、鲜石斛、鲜荷叶、六一散、芦根、淡竹叶等味，理湿清热也。

前条阴湿伤脾，例宜温散。此条阳湿伤胃，必由多食煎炙，恣情酒色，致阴虚胃热，更值暑湿之令，内外燔蒸。故外无头痛身疼，内无呕恶胸闷，但见发热，而略似恶寒。直至舌黄溺赤，口渴不食，势已燎原，兼之身倦脉大，汗多气泛，皆阴虚阳亢之候。故用佩兰、荷叶、藿香、石斛，俱取鲜者，得气轻力薄以却热邪，犹恐拘留不解，再兼六一、芦根、竹叶清之利之。此法既不伤正，又能祛邪，舍此而投滋腻，恐反增剧矣。

【点评】本条论阳湿伤胃证治。治以理湿清热而多用鲜品,文中指出是"得气轻力薄以却热邪",可供临床参考。

伤湿条辨第十一

伤湿,肢体倦怠,嗜卧不食,舌腻便溏,脉虚无力,此气虚挟湿。宜用东垣清暑益气汤,升清降浊也。

凡人中气素馁,湿邪易蕴,至夏则大气开泄,不克支持,忽而肢体倦怠,嗜卧不食。经云:伤于湿,则身重不举。又云,脾病则脉涩、嗜卧。且舌腻便溏,脉虚无力,皆脾衰湿盛之症。故用参、芪、术、甘补中州,葛根、升麻升清阳,茯苓、泽泻降浊阴,神曲、麦芽疏脾气,兼之麦冬清心,五味敛肺,合升降疏补俱备,而并力补土,又能清热敛液者也。此东垣先师化裁制方之妙,岂流俗所能测哉。

【点评】本条论气虚夹湿证治。本证多见伤湿后期,也可见于内科杂病,属脾胃气虚湿阻,中枢升降失司。故主以东垣清暑益气汤,补土益中,升清降浊。

伤湿条辨第十二

伤湿头重,倦卧懒言,烦热汗多,口渴溺赤,脉洪,此湿热伤气。宜用清暑益气汤加熟石膏、知母、鲜荷叶等味,益气清热也。

《内经》云:伤于湿则头似蒙,首如裹。又云:言迟则气虚。今头重懒言,更兼烦热汗多,气虚之象昭然矣。况液不升则口渴,湿内蕴则溺赤。故用清暑益气汤大补中州,加熟石膏、知母、鲜荷叶大清气热，然须细察精详，慎勿轻忽以误入也可。

【点评】本条述湿热伤气证治。本证在暑温中较多见，主以清暑益气汤加味，有益气清热之效。此处清暑益气汤是李东垣之方，但结合了王孟英清暑益气汤的成分，更合临床应用。

伤湿条辨第十三

伤湿，身倦嗜卧，目黄溲黄，此脾虚湿蕴，将成谷疸。宜用茵陈、茅术、厚朴、薏仁、赤苓、车前、神曲、谷芽等味，运脾理湿也。

脾气内虚，则身倦嗜卧；湿蕴中焦，则目溲俱黄。斯湿热与谷气熏蒸蕴酿，必成黄疸。故用茅术、厚朴、赤苓、薏仁健脾，神曲、谷芽疏脾，车前、茵陈分利膀胱，俾脾气健运，则湿热自化也。

【点评】本条论脾虚湿蕴将成谷疸证治。本证以身见黄疸为特征，文中认为该证属脾胃气虚，湿热蕴结，故主以运脾理湿为治。

伤湿条辨第十四

伤湿目黄，身倦便溏，溺赤，腹膨跗肿，此脾虚湿泛，将成肿满。宜用小温中丸加茵陈、车前子等味，补土逐湿也。

上条目黄溲黄，湿蕴热蒸，必成黄疸。此条目黄便溏，腹膨跗肿，湿盛化水，渍于肌内，必成浮肿。用小温中丸苦温理脾，加车前、茵陈分利膀胱，犹开支河以通水道之理也。

【点评】本条论脾虚湿渍将成肿满证治。本证的特征除了有黄疸外，还有腹膨跗肿。本文认为此证属脾虚湿渍，欲成肿满，主以小温中丸加茵陈、车前子等，苦温理脾，补土逐湿。

暴感风寒论

尝考《内经·九宫八风》等论，风有八方，位分八卦。故冬至后，风从乾方来者为正风，主长养万物。从别方来者，谓之偏风；逆面来者，谓之贼风，主伤害万物。是则立冬后风从北，立春后风从东，立夏后风从南，立秋后风从西，皆为正风。若不从其位，而反逆面来者，谓之贼风，不惟伤物，且易侵人。倘正气有亏，风必乘虚而袭。忽而头痛恶寒，鼻塞声重，咳逆痰多，但始终在肺，异于伤寒之壮热传变耳。盖寒必伤于冬，暑必伤于夏，疟痢见于秋，温热见于春，此四时之气，各随其令而见之。惟暴感风寒，虽盛暑炎蒸，长幼同居，久病卧床者，俱能染诸，故古人称为寒疫也。良以风必兼寒，先伤乎肺，肺气闭塞，则鼻息不利，声不显扬，但留连在肺，熏蒸熔炼，直至痰浓涕厚，鼻通气宣，庶得渐解。故治法只宜苦辛温解，以宣肺气，不可过于寒凉，而致壅遏上焦，邪留肺底，变成损怯，医者慎之。

【点评】此节述暴感风寒之概念以及治疗原则。文中提出暴感风寒可属寒疫之类，系风寒束肺所致。治宜苦辛温解，不可过于寒凉。

伤风条辨 _{七条}

伤风条辨第一

伤风头痛恶寒，鼻塞声重，嚏涕无汗，此暴感寒疫。宜用苏叶、白芷、前胡、桑皮、桔梗、薄荷、橘红、枳壳等味，苦辛温解也。

风必兼寒，先伤乎肺，肺脏空虚，形如悬磬，风寒触之，则清肃不行，而气不宣化，故鼻塞声重。其头痛恶寒无汗者，以太阴为肺之外卫。暴感之状，虽与伤寒相同，但始终在肺，并无传变为异。故《内经》所谓：中于项，则下太阳；中于面，则下阳明；中于颊，则下少阳也。初起宜苏叶、白芷、薄荷、前胡辛以泄其卫，桑皮、橘红、枳壳、桔梗苦以降其逆。正《内经》所谓：肺苦气上逆，即食苦以泄之也。

【点评】本节论述伤风，肺卫受邪证治。临床见头痛恶寒，鼻塞声重，嚏涕无汗等症，系风邪夹寒侵犯肺卫，卫气失宣所致。故主以苦辛温解为治。此法也同样可用于一般的风寒犯肺卫之证。

伤风条辨第二

伤风汗出，头痛已减，犹然鼻塞声重，咳嗽多痰，此寒邪袭肺。宜用苏梗、前胡、杏仁、象贝、桑皮、地骨皮、橘皮、枇杷叶等味，宣肺透邪也。

此风邪已散，寒气犹留，若非疏散，恐生他患。故以苏梗、前胡、杏仁降气，桑皮、地骨泄肺，橘皮、象贝消痰，枇杷叶清气，是邪在上焦，药用轻浮，恰到肺位也宜矣。

【点评】本节论伤风，寒邪袭肺证治。上条论风寒束肺轻证，尚未见咳嗽；此条是寒邪袭肺，症见汗出、头痛、鼻塞声重，并见咳嗽多痰，主以宣肺透邪为治。

伤风条辨第三

伤风鼻气重浊，喘逆痰嘶，胸肋板痛，此寒与饮结，内阻肺络。宜用苏子、前胡、桑皮、杏仁、橘红、半夏、茯苓、旋覆花、枇杷叶等味，降气撤饮也。

鼻塞重浊，肺失清肃；喘咳胸板，宿饮内结。夫饮为阴邪，因寒则动，内阻肺络，外袭皮毛，苟非内撤饮邪，外疏风寒，则何可两解！故宜苏子、前胡、桑皮、杏仁开肺降逆，法半夏、茯苓、旋覆花、橘红涤饮和胃，俾肺气开而寒饮化，则病渐解也。

【点评】本条论伤风，寒与饮结，内阻肺络证治。以鼻塞重浊，咳逆痰嘶，胸肋板痛为主要表现，故主以宣肺降气、化痰涤饮为治。

伤风条辨第四

伤风，鼻塞声重，头痛目疼，鼻流秽水，此风邪入脑。宜用辛夷散加杏仁、桑皮、苦丁茶等味，清肺泄热也。

肺悬上焦，气禀清肃，为五脏之长，相傅之官，治节出焉。风为阳邪，性亦轻虚，专伤上焦。《内经》所谓清邪中上也。盖邪既中上，必先入肺，肺被邪侵，则熏蒸化火，上乘入脑，消烁脑脂，从鼻而下，化为秽涕，非徒清肺等药可解者也。须借辛夷、藁本、白芷、防风、升麻者，以轻浮上升，而能搜剔风热也。更佐杏仁、桑皮以泻肺热，木通、苦丁茶以利胃湿，则声可清而脑可撤也。

【点评】本条论伤风邪入脑络证治。临床见有鼻塞声重，头痛目疼，鼻流秽水等症状，系风邪伤及脑络，肺热随之上蒸所致，即鼻窦炎之类。故主以辛夷散加味，清肺泄热。

伤风条辨第五

伤风，咳不止，胁痛痰血，鼻息欠利，此热逼动络。宜用苇茎汤合旋覆花汤加苏子、地骨皮、枇杷叶等味，降气和络也。

风寒入肺，久必化热；肺气不清，则鼻息欠利；热逼肺络，则咳痰带血。此时不可以见血而遽投滋补，误延损怯之途。最宜苇茎、地骨以清热，薏仁、蒌皮以润肺，苏子、旋覆花以降气，新绛、桃仁以和血，俾气血两清，而无过偏之弊。

【点评】本条论伤风咳不止，伤及肺络证治。临床表现为咳不止，胁痛痰血，鼻息欠利，是伤风日久，咳伤肺络所致。故主以苇茎汤合旋覆花汤加味，降气和络。

伤风条辨第六

伤风，咳剧欲呕，鼻不闻臭，此肺邪传胃。宜用泻白散合小半夏汤加陈皮、茯苓、粳米等味，清肺和胃也。

伤风虽解，遗邪未尽，必传于胃，故咳而欲呕，《内经》所谓胃咳也。且鼻不闻臭，肺犹未清。故用桑皮、地骨、杏仁清肺，半夏、茯苓、橘皮、生姜通胃，甘草、粳米两和肺胃之阴也。

【点评】本条论伤风咳剧，肺邪传胃证治。临床表现为咳剧欲呕，鼻不闻臭，是咳剧引动胃气上逆所致。故主以泻白散合小半夏汤加味，清肺和胃。

伤风条辨第七

伤风头痛，发热恶寒，咳痰带血，而忽加喘促汗淋，脉虚如数者，其人肾阴素亏，而正不胜邪也。宜用熟地、茯神、麦冬、桑叶、杏仁、川贝、地骨皮、鲜玉竹、牛膝、车前、枇杷叶、青铅等味，镇逆化邪也。

凡情欲不节，则肾水先亏，操劳过度，则阳气疏泄。若再感风，则正不胜邪。故初起虽有头痛发热恶寒之表症，忽而大汗淋漓，遂致阳随汗泄，肾真亦越，呼吸气促，将脱之兆已著。斯时纵有微邪，难与疏散。急宜熟地、茯神填下焦，麦冬、玉竹清虚热，杏仁、川贝肃肺气，车前、牛膝驱下焦之浊饮，桑叶、地骨泄上焦之余邪，再审其邪已尽泄，则用黄芪、五味敛之，气逆不返，更加青铅镇之。至汗多气喘，脉软肢冷，表证既无，乃气脱之候也。即于前药中去桑叶、枇杷叶，加五味、黄芪、淡附、牡蛎，大剂频进，或可挽回也。喻嘉言《寓意草》中，伤风亦有戴阳之症，则先得我心之同然也。

【点评】本条论素体阴亏之人，再感风邪，正不胜邪，气虚欲脱证治。临床见伤风头痛，发热恶寒，咳痰带血，而忽加喘促汗淋，脉虚如数者。该证较少见，多发生于素体肾阴亏虚之人，在伤风咳嗽后，引起阳气上越欲脱。在临床上，年老体衰或患有宿疾者，感受外邪后，较易发生正虚邪陷，治疗亦可参考本法。

风温辨论

夫风者天之阳气，温者天之热气，若非其时而见之，即为戾气，人或染之，即为病气。都由冬春久暖，雨泽愆期，风阳化燥，鼓荡寰宇，而人于气交之中，素禀阴亏者，最易凑袭。故风温一症，良由先伏温邪，后再感风，风与温合，是为风温。然温则应火，风则应木，二气相煽，化为壮火，动辄伤肺。故其见症，必面赤舌干，身热神迷，鼻鼾多寐，默默不语，不思饮食，却与中风相似。过一二日后，神志反清，语言反出，似乎欲解，但口渴喜饮，舌干烦热，较甚者何也？以风由外解，而热自内蒸也。故初起即宜外疏风邪，内清温热，须步步照顾阴液，勿泛泛治风而已。倘治失其宜，传变最速，较诸温热则尤险也。

【点评】本节论风温的病因、主要临床表现与治疗大法。文中提出风温是由于感受外界温热之邪而病，并提出这种病邪实质就是戾气，显然受吴又可思想影响，有其可取之处。但其后所说风温之病因为先有伏温在内，再感受风邪，则有可商之处，因易与伏气温病之发病混淆。对其治疗，文中提出"初起即宜外疏风邪，内清温热，须步步照顾阴液"，对于风温的治疗较为确切，但初起时当以疏风泄热为主，如邪已传里，则应以清里热为主。

风温条辨 五条

风温条辨第一

风温初起，面赤口燥，身热神迷，鼻鼾多寐，不语不食，此风热上蒙。宜用葳蕤、知母、麦冬、桑叶、薄荷、沙参、杏仁、鲜菖蒲、广郁金、青竹叶等味，疏风清热也。

风与温合，化为壮火，壮火食气，必伤肺金。故初起面赤拂郁，鼻息如鼾，热犯少阴，则神迷多寐，犹仲景所谓少阴证但欲寐之意相仿佛也。至默默不语，不思饮食，皆系风热混扰，清阳蒙蔽。在幼稚为甚者，以体属纯阳，易于引风。故用桑叶、薄荷疏风邪，杏仁、玉竹、沙参、麦冬、知母清温热，毋使传变为要。

[点评] 本节论风温初起治疗。发病初即见面赤口燥，身热神迷，鼻鼾多寐，不语不食，文中认为是风温初起，温热之邪上蒙清阳所致。其神迷是精神不振而非神志昏迷，故治疗主以疏风清热。

风温条辨第二

风温咽痛，神昏烦躁，目赤舌绛，丹疹，脉促模糊，此风热内闭。宜用犀角地黄汤加羚羊角、鲜石斛、元参心、连翘心、鲜菖蒲、银花、金汁、薄荷、蝉衣、牛黄丸等味，表里两清也。

神迷舌绛，脉促模糊，乃热邪内逼，虚灵蒙蔽。更兼咽痛丹疹，烦躁不安，则内闭之险已极，倘痉厥一至，事难为矣。故用犀角、羚角清营络，生地、丹皮滋血热，连翘、元参、麦冬、石斛养胃津，银花、金汁解毒，薄荷、蝉衣祛风，更兼菖蒲、牛黄丸芳香宣窍，俾表里气血得以双清双解，而转危为安也。

【点评】本节论风温病邪热内陷营血和心包证治。文中所述的病证，既有咽病，又有丹疹，并出现神志异常症状，与烂喉痧相似，而病证性质则属表里气血同病。在用药上，既有薄荷、蝉衣之类解表药，又有犀角、羚羊角、生地黄、牡丹皮等清营凉血药；既有玄参心、连翘心、鲜菖蒲清心热药，又有金银花、金汁、鲜石斛、玄参等清热解毒养阴之品。

风温条辨第三

风温，一二日后，神反清，语反出，舌黄口渴，烦热脉洪，此温邪内蒸。宜用白虎汤加沙参、麦冬、杏仁、鲜玉竹、鲜石斛、连翘等味，清气透邪也。

初起神迷语塞，状如中风。过一二日后，反觉神清语出，是风邪外泄，并非中厥。若仍口渴舌黄，燔热脉洪，乃温热内燔，邪尚在气。宜用白虎汤合杏仁、玉竹、石斛、连翘、沙参、麦冬，一派甘寒之味，以清阳明气热为妙。

【点评】本节论风温病气分热盛阴液耗伤证治。从所列药物看，显然属阳明气分热盛证，但阴液耗伤较甚，所以在用白虎汤的同时，加入大量的养阴之品，如沙参、麦冬、鲜玉竹、鲜石斛等。虽然本节称所列治法为清气透邪，但实际上是清气养阴之法。

风温条辨第四

风温，舌黄尖绛，神昏烦躁，目赤齿枯，此气血燔蒸。宜用玉女煎加元参、连翘、人中黄、牛黄丸等味，两清气血也。

目赤齿枯，神昏烦躁，邪已入血。故舌尖色绛，但苔仍带黄，气热未尽。未可专凉血分，恐滋腻难清。务得玉女煎合连翘、元参两清气血，人中黄、牛黄丸清营透邪，庶无遗漏之弊。

【点评】本节论风温气营两燔证的证治。文中称此证属气血燔蒸，似有欠妥。从症状来看，既有舌(苔)黄、目赤齿枯之气分证，又有神昏烦躁的心营证，但无动血之血分证，所以实际上属气营两燔证。所用玉女煎加减也是针对气营两燔而设，非两清气血。

风温条辨第五

风温，舌绛干焦，神清脉数，而热不肯解，此热劫胃阴。宜用复脉汤去姜、桂，加鲜斛、白芍、地骨皮、梨汁、蔗浆等味，甘凉养阴也。

神清脉数，病退之象。然热不解，而舌绛焦黑，并无苔腻，是为无地之黑，乃热灼伤阴，胃津消烁，非甘凉濡润，充养胃阴，则热何以清。故用复脉汤去姜、桂者，恐增热耳，加蔗、梨者，助甘寒焉。若舌苔黄而焦黑，或老黄如沉香色者，此为有地之黑，因热瘀在腑，宿垢未清，大便闭结，皆宜下之。即用大黄、元明粉、生首乌、鲜生地、鲜石斛、鲜稻根等味，养阴攻热，不必过虑。近时医辈，一见攻下，不问应否，众口交咻，咸为诧异，此不过沽名盗利，以图虚声。殊不知仲景先师，汗、吐、下、和、温、清、补、泻，皆有一定之理。又有急下、微下、先攻、后攻之戒。故命后人云：有是症，投是药，方为良医。若恐招是惹非，有是症而不敢投是药，以致因循贻误，坐失机宜，岂得谓之良哉。

【点评】本节论风温阴液大伤者证治。本证热虽未尽解，但已不盛，属于胃阴大伤之证，所以用滋养胃阴之方药。但如确有余热不解，仍可配合清热之品。

斑痧疹瘰辨论 丹痦附

夫痧即是疹，疹即是痧，本属一类，因各处称名不同耳。如吴地称为痧子，浙人称为瘄子，川陕称为疹子，山东称为麻子是也。古人论斑为阳明热毒，点大而色鲜。疹为太阴风热，点细而色红。瘰为脾肺湿热，连片而红肿。更有丹者，心肺火毒，遍体红晕而兼斑疹也。痦者，肺胃湿热，粒如水晶，不甚稠密也。然考诸方书，斑也、疹也、丹也、瘰也，不外心脾肺胃之热毒。或斑中兼疹，疹中兼丹，丹中兼瘰，总无一种独发之理。然疹与瘰发，则搔痒无度，每兼腹痛。惟痦系肺胃湿热，只在气分，蒸逼随汗外泄而成，本属气虚，理宜清气，近时医辈，竟以治痧之法治痦，谬之甚焉。殊不知斑、痧、疹、瘰，皆由风热湿火蕴郁而成，非发不愈，故用疏透。至痦则湿从热化，气随汗泄，故宜清气。若见痦而更以疏泄透汗，则气液外泄，热势反增。曾见汗泄一次，痦发一身，医为未尽，再汗再痦。一汗一痦，漫延无已，竟有不死不休之弊。吁！医说有理，病听欣然，一旦气脱，亦不过付之数与命，谁言医之咎耶？总之，斑宜清化，勿宜提透；痧宜透泄，勿宜补气；瘰宜清泄，勿宜壅遏；丹宜化毒，勿宜温散；痦宜清气，勿宜疏散，斯为治法之大要。至于经常权变，神而明之，存乎其神焉。

【点评】本节系统论述斑疹痧瘰的成因、证治。文中对温热病中所见的斑、疹、痧、瘰、丹、痦的成因及病机做了区别。其要点为："斑为阳明热毒""疹为太阴风热""瘰为脾肺湿热""丹为心肺火毒""痦为肺胃湿热"。文中所提出的有关斑、痧、瘰、丹、痦的治疗宜忌，即"斑宜清化，勿宜提透；痧宜透泄，勿宜补气；瘰宜清泄，勿宜壅遏；丹宜化毒，勿宜温散；痦宜清气，勿宜疏散"，极为概括，对临床治疗具有重要的指导意义。

斑疹条辨 丹痦附　计十七条

斑疹条辨第一

斑疹初起，恶寒发热，头痛口渴，咳嗽嚏涕，目赤脉数，此麻疹也。宜用薄荷、大力、荆芥、连翘、杏仁、前胡、枇杷叶、赤桎柳等味，辛凉疏透也。

斑为阳明热毒，疹为太阴风热，总属温热所化，发泄于外。其初起也，腠理不宣则恶寒；阳邪在表则头痛；热自内蒸则口渴；邪干肺位则咳涕。当其未见点时，先宜疏透。故用薄荷、荆芥、大力疏风泄汗，连翘、杏仁、前胡清宣气分，枇杷叶、赤桎柳轻扬达表，冀其汗泄腠开，斑疹速透，毋使传变为要。

【点评】本条论麻疹初起的证治。发病见恶寒发热，头痛口渴，咳嗽嚏涕，目赤脉数等风热表证，虽未见点，为麻疹初起之症，故以辛凉疏透为治。此处实论麻疹，笼统言斑疹初起似有不妥。

斑疹条辨第二

斑疹汗泄，头不痛不恶寒，身热口渴，咽痛目赤，斑疹隐隐，宜用薄荷、牛蒡、连翘、黑栀、杏仁、射干、马勃、桔梗、甘草、元参等味，苦辛清解也。

上条斑疹未见，而发热恶寒；此条斑疹既见，汗泄而头不痛不恶寒，是腠理已开，外邪已泄。但口渴咽痛目赤，乃里邪未解，热仍郁蒸，不可过散，宜以清解，故用薄荷、桔梗、杏仁、牛蒡透泄，连翘、元参、黑栀清火，马勃、射干、甘草宣上焦也。

【点评】本条论疹已初见，表邪将罢热郁未解证治。文中对该证的用药甚为得当，可用于麻疹之类出疹类疾病在疹出初时的治疗。但文中仍然斑疹并称，有所欠妥。在麻疹或烂喉痧等出疹性疾病中，确有由疹转斑或夹斑带疹者，故以下文中会有斑疹并称，但一般不出现在病的初起。

斑疹条辨第三

斑疹，烦热口渴，咽痛齿枯，舌黄尖绛，斑疹透露。宜用白虎汤加连翘、元参、杏仁、射干、大青等味，清气化斑也。

前条斑疹隐隐，尚宜疏泄，此条斑疹透露，而烦热口渴，舌黄尖赤，乃邪渐传里，热不肯解，谅非疏泄透表所能臻效。故宜白虎汤直清阳明气分，合连翘、元参化斑，杏仁、射干清上，大青解毒，庶免邪陷入营，神昏痉厥之虑也。

【点评】本条论斑疹既见，邪热传气欲入营血证治。临床表现为烦热口渴，咽痛齿枯，舌黄尖绛，斑疹透露，属邪热传里在气，欲入营血之象，但仍以阳明气分热盛为主。故治以白虎汤清阳明气分，加清热解毒化斑为治。

斑疹条辨第四

斑疹，烦热神昏，舌黄尖绛，夜则谵妄，斑疹并透，此热渐入营。宜用玉女煎加元参、连翘、人中黄、鲜石斛、鲜菖蒲、青竹叶等味，清营转气也。

上条在气，此条入营，盖斑疹已透，而热犹未清，更兼神昏夜谵，舌黄尖绛，入营之状昭然。故宜玉女煎两清气血，合连翘、元参化斑，石斛养胃，人中黄解毒，菖蒲、竹叶清营，使其从营转气，由气达表，不致入血为妙。

【点评】本条论斑疹气营两燔证治。既见烦热神昏、舌黄尖绛、夜则谵妄、斑疹并透，属气分之邪已陷营分的气营两燔证，故用玉女煎加味，清营转气。

斑疹条辨第五

斑疹，舌绛而黑，神昏谵语，烦躁妄笑，此热入心胞。宜用玉女煎加犀角、元参心、连翘心、鲜菖蒲、牛黄丸等味，清营透斑也。

上条热入营络，此条热入心胞，渐延血分。夫营与心胞，似为一症，实则营浅心深，却有层次之分。《温热论》所谓卫之后方言气，营之后方言血。此为的辨。故心主血，心热则血热，血热则神昏妄笑，舌绛而焦。非借白虎清气，生地凉血，犀角、元参、连翘化斑，菖蒲清窍，则热何由解，斑何由化耶！

【点评】本条论斑疹热传血分、邪闭心包证治，故用玉女煎加味。虽称清营透斑，也是凉血开窍之法。

斑疹条辨第六

斑疹，舌黑尖绛，神昏妄笑，扬手掷足，寻衣摸床，此热入血分。宜用犀角地黄汤加元参、连翘、鲜石斛、鲜菖蒲、青竹叶、牛黄丸、人中黄、人参等味，凉血化斑也。

斑疹既透，烦热更甚，至舌黑尖绛，神昏妄笑，乃热已入血，阴伤风动；扬手掷足，寻衣摸床，正虚不能胜邪，将厥之兆也。急宜犀角地黄汤凉血，元参、连翘、石斛清热，人参扶正，菖蒲、竹叶清心，人中黄化斑解毒，牛黄丸宣窍逐秽，庶济危险于万一耳。

【点评】本条论斑疹热入血分，正虚欲厥证治。该证既见舌黑尖绛，神昏妄笑，属邪热入于血分；又有扬手掷足，寻衣摸床等表现，为正虚不能胜邪，将厥之兆。故用犀角地黄汤加人参扶正，清心开窍，凉血化斑。

斑疹条辨第七

斑疹，舌黑昏谵，斑紫或黑，手足振颤，此血热已极，内闭外脱。宜用固本汤①加犀角、元参、紫草、人中黄、至宝丹等味，养阴化斑也。

舌黑昏谵，斑色紫黑，是血络热甚，津枯液涸矣。更兼手足振摇，内风旋动，乃正不胜邪，神不自持，若非养阴扶正，凉血化斑，则危在顷刻。然舌黑须要分别有地无地。若黑而兼黄，底赤尖绛，斯属有地之黑，为津枯邪滞，若脉症尚强，法宜攻下；如黑而光赤，并无黄底，此为无地之黑，乃热灼津枯，若然脉症属虚，法宜滋阴。至斑色紫黑，亦要分别虚实。若黑而边红鲜润，根脚不散，乃邪火抑郁，宜透宜攻；如黑而边散，枯晦不显，乃津液涸竭，元气已败，万无生理，必欲用药，宜滋宜补。务在临症时，细心体认，对症处方，庶不愧为司命矣。

---

① 固本汤：疑是《寒温条辨》人参固本汤。由人参、熟地黄、生地黄、当归、白菊花、天冬、麦冬、五味子、陈皮、知母、甘草组成，治疗温病大虚之证。

【点评】本条论斑疹血热已极，伤阴动风，内闭外脱证治。本证见血热已极、神昏、动风欲脱之危象。故用固本汤加味，凉血化斑，扶正养阴，清心开窍。

斑疹条辨第八

斑疹紫黑，神昏烦躁，舌黑短缩，便闭脉促，此血热瘀滞。宜用犀角地黄汤加紫草、山甲、人中黄、元明粉、大黄等味，逐瘀化斑也。

斑色紫黑，光润不散，固系邪火郁伏；更加神昏烦躁，舌黑短缩，便闭脉促，此血热瘀滞，邪无泄越，必从内化，犹可挽回。故宜犀角地黄汤加山甲、紫草凉血破瘀，兼人中黄、元明粉、大黄攻热逐邪。若得斑色转红，舌黑顿化，便是回天之兆。如黑而枯晦，根点不敛，此天真几尽，谅难力挽。无已，勉用犀角地黄汤加人参、附子大剂服之，以聊尽人工而已。

【点评】本条论斑疹血热瘀滞，将欲内陷之证治。本证临床表现为血热瘀闭之危象，故用犀角地黄汤凉血活血，配合攻下泄热之品，逐瘀化斑。

斑疹条辨第九

斑疹既退，咳嗽声低，热炽舌赤少苔，此痧热逗留，肺胃阴伤。宜用沙参、花粉、甜杏、地骨皮、川贝、生甘草、桑白皮、绿豆壳、枇杷叶等味，清肺养胃也。

肺胃为斑疹往来之路，兹病退热炽，咳声不扬，舌赤少苔，是余热逗留，消烁肺胃。故用沙参、杏仁、川贝、桑皮、地骨皮、枇杷叶，一派清肺润津，合绿豆壳、生甘草、粳米养胃解毒。毋使热留肺底，酿成痨瘵，最宜慎之。

【点评】本条论斑疹既退，余热留连，肺胃阴伤证治。文中虽称热炽，但热势并不盛，属余热逗留肺胃，阴液已伤。治疗主以清肺养胃，与沙参麦冬汤类似，用药也可互参。

斑疹条辨第十

斑疹之后，颈颌核肿，牙关不宣，寒热脉数，此痧毒壅结。宜用蓝根、马勃、元参、连翘、银花、桔梗、僵蚕、土贝母、甘草、夏枯草等味，软坚化毒也。

斑疹虽退，热结上焦，其肿核在颌下者属阳明，在耳下者属少阳，在颈项者属太阳，总由三阳热壅，风毒上攻，以致牙关不宣，而成时毒。故用苦辛泄降清解上焦，又须按经施治，以图速解，则不致延成溃破之累矣。

【点评】本条论斑疹退后，邪毒壅结颈颌证治。在斑疹退后症见颈颌核肿，牙关不宣，寒热脉数，多属斑疹的并发症。

斑疹条辨第十一

斑疹未现，颈颌热肿，延及头面，皮肿色赤，此大头温也。宜用东垣普济消毒饮，苦辛化解也。

凡大头温初发，必先恶寒，烦热头痛，口渴，颈面赤肿，延及满头。然须分经辨症。其肿在耳下及面颊者属少阳，肿在面膛及鼻额者属阳明，肿在头顶及颈项者属太阳，亦有满头俱肿者为三阳合病，古称大头温，亲戚不相访问，恐其传染。东垣制普济消毒饮，最为的当。其用芩、连苦寒降火，升、柴辛凉升阳，犹恐芩、连之苦寒直入肠胃，俱用酒炒，借以上行，且合升降之机，而成不易之法；更兼薄荷、大力祛风，连翘、元参清热，蓝根、马勃解毒，桔梗、甘草载之上行，僵蚕引之入络。观此方大有巧手，非深于仲圣之心法者，不能臻此妙境也。

【点评】本条论大头瘟证治。上条所说是斑疹退后，余毒壅结颈颌。本条则是未现斑疹而颈颌热肿，延及头面，皮肿色赤，二者病不相同，但都主以普济消毒饮，苦辛化解。文中用药可以互参。

疹瘰条辨第十二

疹瘰，发热恶寒，胸闷腹痛，烦热欲呕，此邪郁肺胃。宜用杏仁、桔梗、枳壳、郁金、淡豆豉、黑山栀、薄荷、大力、苍耳、连翘等味，轻扬宣肺也。

疹为肺经风热，瘰为胃中湿热。故疹粒细而如蚊迹，现于皮面；瘰粒大而如钱样，附于肌肉。以肺主皮毛，胃主肌肉也。初期必先胸膈满闷，腹中绞痛，此由风热壅遏，气机不宣，甚而呕吐不休。然疹瘰而得吐泻，正郁遏之邪得以疏泄，不必止之。故用杏仁、郁金、枳壳、桔梗开上焦，山栀、淡豉祛郁积，薄荷、大力祛风，连翘、苍耳化热，则邪透而瘰自解焉。

【点评】本条论疹瘰初起，邪郁肺胃证治。该证除在皮肤上有瘰粒大而如钱样外，还见发热恶寒，胸闷腹痛，烦热欲呕。但目前临床上尚未见类似病证，其治疗只作参考。

疹瘰条辨第十三

疹瘰，或隐或现，搔痒无度，此风热内蒸。宜用薄荷、大力、黄连、黄芩、荆芥、防风、蝉衣、丹皮、连翘、黑山栀、杏仁、地肤子等味，清热祛风也。

疹瘰既现，时或隐伏，遍身搔痒，良由风热蕴结，气血不清。故用酒炒芩、连，合连翘、黑栀清火，薄荷、大力、防风、荆芥祛风，蝉衣、丹皮、杏仁、地肤两清气血，则热清而疹自化焉。

【点评】本条论疹瘰风热内蒸之证治。该证有疹瘰时或隐伏，遍身瘙痒等表现，当属荨麻疹之类，为风热蕴结肌表所致。故主以清热祛风为治。

白㾦条辨第十四

白㾦未见，发热身痛，面色晦滞，舌苔黏腻，胸脘不爽，呕恶便溏，脉大而缓，此湿热蕴蒸。宜用黄连温胆汤加杏仁、蒌皮、通草、豆卷等味，通泄三焦也。

㾦之初发，必由湿热化蒸，气分不清。盖湿必阻气，热亦伤气。湿既化热，熏蒸肺胃，其邪自胃达肺，由肺出表，从汗而泄，则粒似细栗，色似水晶。故东南湿热之地，最多白痦；西北风燥之区，每盛斑疹。考古医书，只有斑疹，而无白痦，惟近世南医辈出，始得论及，然亦略而不备。殊不知大江以南，地卑气湿，每至夏秋暑秽熏蒸之际，但觉身热不已，面色晦滞，舌色腻浊，此即湿热之状，有诸内则形诸外也。且湿乃重浊之邪，热为熏蒸之气，先伤气分，最易化热，故胸腹必闷，脉大必缓，矧呕恶便溏，皆邪布三焦，气化失清之症。故用半夏、茯苓流通中脘，加杏仁、蒌皮宣豁上焦，通草、豆卷渗利下焦，合黄连、枳实泄满，竹茹、陈皮理气，俾三焦气机得宣，则湿热之邪，借以分消也。

【点评】本条论白痦初起湿热蕴蒸证治。白痦的记载初见于叶天士《温热论》，有晶痦和枯痦之别，多见于湿热性温病。对其治疗在《温病条辨》中以薏苡竹叶散为主方。本文中对白痦尚未出现者主以温胆汤加味通泄三焦，可供参考。

白痦条辨第十五

白痦既见，随汗出没，舌赤少苔，脉数，不饥不食，轻旬不退，此胃虚邪恋。宜用佩兰叶、谷芽、杏仁、霍山斛、麦冬、川贝、豆卷、通草、枇杷叶、藿香叶等味，轻清宣气也。

上条白痦未见，理宜疏泄，此条白痦既见，随汗出没，舌赤少苔，胃津消无正气已虚矣，且不饥不食，胃气未和，至经旬而热不解，阴液亦枯矣。斯时补之则邪愈逗留，疏之则正气消耗。惟宜杏仁、川贝、枇杷叶清肺气，麦冬、霍斛、谷芽养胃气，佩兰、藿香化浊气，豆卷、通草泄湿气，合轻清之品，以宣余邪，不可偏疏偏补，反致病去元伤也。

【点评】本条论白㾦既见，胃虚邪恋之证治。本证白㾦随汗出没而经旬不退，属胃阴亏虚，邪热留恋，主以养阴和胃，轻清宣气为治。

白㾦条辨第十六

白㾦已多，大热不退，口渴不食，时作郑声，脉大无力，此气虚液耗。宜用黄芪、党参、甘草、麦冬、白芍、细生地、川石斛、地骨皮、佩兰叶、左牡蛎、鲜荷叶等味，益气养阴也。

㾦已见多，热犹不退，口渴不食，乃阳津阴液俱伤，更兼语声如重，脉大无力，此元神大伤，不克自持。故用参、芪、甘草益气液，牡蛎、地、芍固营液，麦冬、石斛祛虚热，佩兰、荷叶化余邪，务得阴阳并固，不致延为虚脱。勿谓㾦犹未尽，禁用固补，而投疏泄，致误人性命也。

【点评】本条论白㾦见多，气虚液耗证治。本证白㾦发出较多，文中认为会伤阴液耗阳气，故用益气液、固营液、祛虚热、化余邪之方。但临床上白㾦发生的多少与伤阴耗气的程度似无关系，而补益药是否用则应视全身虚损状况而定。

白㾦条辨第十七

白㾦汗多，㾦密，脉虚肢冷，神情恍惚，此气液外脱。宜用黄芪、白术、附子、当归、白芍、甘草、麦冬、五味、龙骨、牡蛎、远志、酸枣仁等味，甘温敛摄也。

痦出已多，汗亦不少，脉虚无神，四肢逆冷，乃阳气外脱之象。兼之神情恍惚，梦寐惊惕，心肾失交，神难守舍，此内外将脱，阴阳并越。《内经》所谓阴阳偏则病，离则死也。斯死生交关之候，急宜芪、术、甘、附补气，当归、白芍养血，麦冬、五味敛液，龙骨、牡蛎、远志、酸枣镇神，使精气神不致越脱，即挽回造化之机也。

【点评】本条论白痦气液外脱证治。症见脉虚无神、四肢逆冷、神情恍惚，属气液外脱。主以补气敛阴，甘温固摄为治。而《温热论》中提出气液亏虚的主要表现是痦出"白如枯骨"，可以相互参照。

痧胀拟似辨

夫我崇俗，所谓麻痧者，是果有诸。盖东南方地卑气湿，或岭南气暖，沿江濒海，雾露飓潮，较别处尤甚，每交夏令，天之暑热一动，地之湿浊自腾，故山岚海瘴阴霾晦蔽之邪，乘时窃发，人在此蒸淫热逼之中，正气有亏，则邪浊自口鼻直据膜原。夫膜原者胃络也。前吴又可制达原饮一方，即此意也。盖邪既内伏，乘时发动，先觉胸腹胀闷，懊恼似痛，欲吐不吐，欲泻不泻，此暑湿秽浊阻遏中脘，致阳明气机壅塞，脉络俱闭，四肢麻木，甚至筋挛拘急，此属痧胀，实系闭症，即方书所谓绞肠痧、干霍乱是也。此与吐泻后，转筋麻木，冷汗阳脱之症，相去径庭，用药亦有霄壤之殊。夫脱症宜温宜补，闭症宜疏宜通，而其仓猝危险，大约相等。若痧胀不得吐泻，而懊恼闷乱异常，以致脉伏肢冷，甚则麻木拘挛，此阳症似阴，闭症似脱，例宜宣通。但以栀豉汤服下，以指探吐，俾气机得宣，邪能泄越，即可向愈。考方书有烧红食盐，童便调服，得吐而愈者，试之极验。或用白矾含化，觉味甜如冷糖者，痧胀无疑，即任意咽下，涩口得吐亦愈。若已经吐泻者，气已宣通，不可再用，徒伤胃气。如或胃中仍有不和，腹中烦满，恶逆不食，犹恐余邪未尽，更以藿香正气散和之，亦可全愈。故近俗所谓麻痧者，即此是也。若云冷麻痧者，殊属可笑，并有莽卤之医，竟不顾名思义，妄认为痧，而以疏泄解表之药，施于阳气欲脱之候，定不为投井下石乎！草菅人命，莫此为甚，谨之戒之。

[点评] 本条论痧胀证治。痧胀，即绞肠痧、干霍乱之类，属闭证。与吐泻后，转筋麻木，冷汗阳脱之证，应相区别，一虚一实，不可混同。

阴症辨论

夫冷麻痧之名，我崇俗流传已久。予自道光十八年始出临症，虽有其名，却未见其症，当时难以稽考。迨二十六年秋间，此症大行，但见一派阴寒，并无纤毫痧秽。其初病也，必先脘腹胀痛，继而吐泻大作，频频不已，遂致形肉顿瘦，目陷肢厥，烦躁不安，甚至手足拘挛，转筋麻木，六脉俱绝，魄汗淋漓，间有面目俱赤，大渴引饮，而手足必冷，外似阳症，实属阴盛。从此细阅病状，兼考方书，自《灵》《素》以下，古圣先贤并未有冷麻痧之名目。而今之遇是症者，竟以痧为治，方中大加发表透泄等味。请以病名思之，既称冷麻，又谓之痧，世间岂有不发热之痧乎？此三字名义，殊属矛盾，若再依样葫芦，妄投药石，不察之甚也。其在俗口流传之讹，固无足怪，而医者亦以讹传讹，不识此病为何病，将何所措手，而起死回生耶！因其四肢麻冷，而谓之冷麻痧；因其筋挛肢强，而谓之吊脚痧。俗口纷传，全无实指。爰稽仲景《伤寒例》谓之直中阴经，《金匮》卒病篇①谓之阴症，方书所请转筋霍乱是也。夫霍乱者，挥霍变乱，偶起一时，若吐泻不已，而危变丛生，顿成莫救。其病必起于劳碌伤阳，色欲不节之人。夫劳碌者，脾阳必伤；色欲者，命阳必败。天时阴寒湿晦之邪，自易乘隙侵入也。至于用药大略，远寒用热，驱阴复阳，庶可扶危扶颠，考仲景《伤寒》《金匮》，卒病虽有精义，而鲜推阐，惟喻昌先师独造仲景之堂，而窥其美富，阐发阴症，尤擅其长，惜后人习焉不察耳，窥见近时此症不少，每有旦发夕死，夕发旦死，用药或误，何谓医以济世耶！然有见其面赤目赤，而误以为阳症；大渴引饮，而误以为阳症；小便涩少，而误以为阳症；六脉俱绝，而误以为阳症；脉伏阴躁、扰乱不宁，而误以为阳热烦躁。斯时遂以辛热药味，不能奏功，而妄投寒凉，岂知投以寒凉，有必死无救者也。予是以不揣谫陋，弄斧班门，谨将喻氏阴症八难略加诠注。明知良工苦心，畴者谅之。然巨眼慧心，明察有真，互相发明，俾卒病之旨。人人共晓，不致贻误于将来，讵非生民之厚幸也夫！

【点评】本条论阴证的概念。文中所说的冷麻痧究竟是何种病连本书作者也不甚了了，但其后所论该证临床表现提示与转筋霍乱相似。阴证范围甚广，转筋霍乱是其中之一而已。

---

① 《金匮》卒病篇：今本《金匮要略》无，疑有误。

阴症八难

　　夫寒中少阴，行其严令，埋没微阳，肌肤冻裂，无汗而丧神守。急用附子、干姜，加葱白以散寒，加猪胆汁引入阴分。然恐药力不胜，熨葱灼艾，内外协攻，乃足以破其坚凝，少缓须臾，必无及矣。此一难也。

　　少阴者，肾脏也。凡寒中少阴，必由肾真大虚，阳无捍卫，犹城郭不坚，守护无备，贼必乘虚而入。故天地之阴霾晦塞，非离照当空，何能扫清氛雾，人或中之，先犯太阴，继及少阴，又侵厥阴。遂致吐泻肢冷，目陷直视，烦躁脉绝，肌肉顿瘪，手足麻木，筋急拘挛，甚而舌卷囊缩，三阴经之绝症并现。于此用药，最宜分别，非借附子、干姜之辛雄性烈，何以驱逐阴氛，而挽复阳光。《内经》所谓益火之源，以消阴翳①也。再加葱白以通阳散寒，加猪胆汁引入阴分，恐热性下咽，阴寒拒格，难以直入，或仍吐出也。若无胆汁，即以川连代之。则辛热药性，得以入阴回阳，如欲呕吐，更用生姜汁、蚬壳许②调入药内服之，最为捷妙。倘少腹凝痛，亦是厥阴气滞，外用葱熨艾灸等法，立可见效。

　　【点评】本条论素体阳虚，寒中少阴，无汗而脱证治。主以白通汤治之。因阴寒之体，热药下咽，阴寒拒格，难以直入，可用猪胆汁、川连等引入阴分，不致隔拒，若仍欲呕吐，用生姜、蚬

---

　　① 益火之源，以消阴翳：此乃《素问·至真要大论》王冰注语，非《内经》本文。
　　② 许：此字前疑缺一"少"字。

壳少许调入，效果更捷。因其无汗，故用葱熨艾灸诸法温之。

若其人真阳素扰，腠理素疏，阴盛于内，逼其阳亡于外，魄汗淋漓，脊项强硬，此孤阳欲脱①。用附子、干姜、猪胆汁，即不可加葱及熨灼，恐过于疏散②，气随汗脱，而阳无由内返矣。宜扑止其汗③，更加固护腠理。不尔，恐其阳复越。此二难也。

房欲不节者，真阳必扰；劳碌过度者，腠理必疏。阴寒一盛于内，逼其真阳越脱于外，以致大汗淋漓，喘逆烦躁，太阳之经气，少阴之脏气，皆欲悬绝，故脊项强硬，目窜直视。此时宜用附子、干姜、猪胆汁入阴回阳。而汗多阳越，即不可加葱熨、艾灼等法。夫葱性主散，致恐气随汗脱，所存一线微阳，无由内返。急宜扑止其汗，用牡蛎、五倍、麻黄根碾细扑之。更加固护腠理，如黄芪、桂枝、五味、甘草等味，大封大固，使真阳不致外脱，犹回骑返帜，得安军垒也。

[点评] 本条论真阳素虚，腠理亦疏致多汗而脱证治。也宜白通汤主之。因多汗，不用葱熨艾灼诸法，恐其气随汗脱。急扑其汗，合以固护腠理药治之。

前用附子、干姜，以胜阴复阳者，犹取飞骑突入重围，搴旗树帜，使既散之阳，望帜争趋，顷之复合耳。不知此义者，重增药味，和合成汤，反牵制其雄烈④之势，而致⑤迂缓无功。此三难也。

---

① 此孤阳欲脱：《医门法律·阴病论》无此五字。
② 恐过于疏散：《医门法律·阴病论》作"恐助其散"。
③ 汗：此后《医门法律·阴病论》有"陡进前药"四字。
④ 烈：《医门法律·阴病论》作"入"。
⑤ 而致：《医门法律·阴病论》作"必至"。

其次前药中，即须加当归、肉桂兼理其营，以寒邪中入，必先伤营血故也。不尔，药偏于卫，勿及于营，与病却不相当。邪不尽服，必非胜算。此四难也。

其次前药中，即须加人参、甘草，调元转饷，收功帏幄。不尔，附、姜之猛，直将犯上无算矣。此五难也。

用前药二三剂后，觉①运动颇轻，神情颇悦，真阳来复之状，始得显著②。更加黄芪、白术、五味、白芍，大队阴阳平补，不可歇手。盖重阴见脱，浪子初归，斯时摇摇靡定，不③为善后，必堕前功。此六难也。

用郡队之药，以培阴护阳，其人即素有热痰，已④从阴邪而变寒，至此无形之阴寒虽散，而有形之寒痰阻塞窍隧者，无由遽转为热。盖干姜、附子固可勿施，牛黄、竹沥⑤断不可用。若因其素有热痰，而妄投寒剂。则阴复用事，阳即躁扰，必堕前功。此七难也。

此言阴阳平补之后，阳虽回复，而阴已受伤。其人即素有热痰，得阴寒之病，而已化为寒，其寒虽去，而痰仍在。即有咳逆烦渴，舌赤喜饮，慎勿遽投寒凉，亦勿再服姜、附。宜用《金匮》麦门冬汤加乌梅、白芍，合甘酸化阴，和胃生津，协合阴阳之法。

前用平补后，已示销兵牧⑥马，偃武崇文之意，兹后纵有顽痰留积经络，但宜甘寒助气开导，不宜辛辣，助热壅塞。盖辛热在始，先

---

① 觉：此后《医门法律·阴病论》有"其阳明在躬"五字。
② 真阳来复之状，始得显著：《医门法律·阴病论》无此十字。
③ 不：此前《医门法律·阴病论》有"怠缓"二字。
④ 已：此前《医门法律·阴病论》有"阳出早"三字。
⑤ 沥：此后《医门法律·阴病论》有"一切纵凉"四字。
⑥ 牧：文光书局本《医门法律·阴病论》作"放"。

不得已而用其毒①，何喜功生事，徒令病去药存，转生他患，漫无宁宇。此八难也。

以上八则，喻昌先师所论阴症病形，并用药次序，皆井井有条，头头是道，非深得仲经心法之妙，乌能话至理哉！

予按阴症，六脉已绝，本为必死之候。若服四逆回阳等药，而病机渐转，脉渐转续，斯为阴邪渐退，阳气渐复，病虽未全，已成有望。若其脉忽见洪大，沉候无神，此名暴出，最属不宜。更兼胸腹不爽，气逆不平，或泄泻未止，是乃必死之候。如欲用药，勉以大剂参、附，或景岳附子理阴煎加茯苓、五味，俾命门所存一线之阳，不致奔越。服后倘得脉静气平，腹宽嗜寐，便有生机，否则虽有神丹，莫可挽回。然此不惟阴症如是，即一切杂症，但见脉绝肢冷之后，而脉忽然暴出者，切宜细审，勿以脉既续，而视为无事，医者详之。又有伤寒初起，亦脉先伏而后显出者，其形反要洪大浮滑，方为合例，若细小短涩者，均非所宜也。何则？伏而后显，与绝而后暴出者不同。盖凡伏脉，必尺泽中实而有肉，以手按之，推筋者骨而乃得见，此因邪气郁遏，脉络失宣，而致内伏。若是绝脉，必尺泽中空而无肉，轻手按之，即着筋骨，全无肉气，此因气脱血遏，脉不通流，而致断绝。故辨脉之伏与绝，总以尺泽中有肉无肉分之，最为的当，亦勿错误。

凡人房欲之后，少腹作痛，俗谓之风，其实即阴症也。盖男女交媾，恣情纵欲，此正精气大泄，元海顿空，急宜屏息敛气，把守关元，则龙窟虽空，相火尚强，寒犹可御。若仍心旌摇漾，情帜迷煽，不克自禁，致令身中阳气百节弛张，则寒邪乘隙而入也。凡寒自下而

---

① 毒：此后《医门法律·阴病论》有"阳既安堵，即宜休养其阴"十字。

受者，先犯厥阴，继及少阴，又侵太阴，自上而受者，先犯太阴，继而少阴，又侵厥阴。夫厥阴者肝也，其经循毛际，绕阴器，入少腹，布胁贯膈，循喉结舌，故寒邪入之，肝络遂滞，气结不行，以致少腹疗痛，痛引阴中，攻及胸脘，口吐涎沫，四肢逆冷，指甲青晦，身如被杖，甚至舌出数寸而死。死后肢体皆青，不识者竟以风名之。风本东方甲乙木，其色青，因之以讹传讹，都谓之风，实系寒中厥阴为病也。盖厥阴为三阴之里，五脏中至深至极之处，每有旦发夕死，夕发旦死者。至于用药大略，原有姜、附之辛热，大剂服下，可以祛寒复阳。然邪深入厥阴，又非一味辛热所能霍然者也。务在苦以泄浊，辛以通阳，庶可骤效。予遇是症，每用当归四逆汤，复入川楝、小茴、薤白、两头尖，一服即愈。俟痛止，再宜姜、附、苓、甘，少佐苦辛调理而安。如少腹痛甚，恐药力不胜，外以葱慰艾灸，顷刻见效。若治非其法，迁延时日，误人性命，顾不巨哉。

【点评】以上论阴证八难，主要是针对阳气大衰的少阴虚寒证的辨治，对临床治疗甚有启发。至于论及寒中厥阴，未必是房事之后所患。